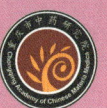

得道大健康系列丛书

应地药膳食疗方

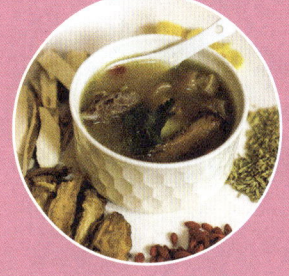

主编 杨 勇 胡柿红 王勇德

郑州大学出版社

图书在版编目(CIP)数据

应地药膳食疗方 / 杨勇, 胡柿红, 王勇德主编. -- 郑州：郑州大学出版社, 2025.7. -- (得道大健康系列丛书). -- ISBN 978-7-5773-1068-8

Ⅰ. R247.1;TS972.161

中国国家版本馆 CIP 数据核字第 2025RC6333 号

应地药膳食疗方

YINGDI YAOSHAN SHILIAOFANG

策划编辑	袁翠红	封面设计	苏永生
责任编辑	崔　勇	版式设计	叶　紫
责任校对	薛　晗	责任监制	朱亚君

出版发行	郑州大学出版社	地　址	河南省郑州市高新技术开发区
经　销	全国新华书店		长椿路 11 号(450001)
发行电话	0371-66966070	网　址	http://www.zzup.cn
印　刷	河南文华印务有限公司		
开　本	710 mm×1 010 mm　1 / 16		
印　张	7.5	字　数	109 千字
版　次	2025 年 7 月第 1 版	印　次	2025 年 7 月第 1 次印刷
书　号	ISBN 978-7-5773-1068-8	定　价	59.00 元

本书如有印装质量问题，请与本社联系调换。

主编简介

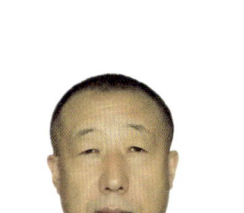

杨勇,内蒙古自治区乌兰察布人,正高级工程师、研究员。现任重庆市药物种植研究所党委书记、所长,"重庆英才计划-中药大健康创新创业示范团队"负责人。兼任中华中医药学会药膳分会副主任委员、重庆市中医药学会常务理事、重庆市中医药学会中医药膳专业委员会主任委员、重庆市食品安全地方标准审评委员会委员。

编委会名单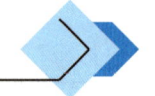

主　　编　杨　勇　胡柿红　王勇德
副 主 编　杜小琴　张晓琴　胡效川　詹　永
　　　　　　赵　亮　王成敏
编　　委（按姓氏笔画排序）
　　　　　　王成敏　王勇德　刘莹婕　孙晓天
　　　　　　杜小琴　杨　勇　李石振　吴中宝
　　　　　　张艺莎　张定红　张晓琴　陈小林
　　　　　　陈　晶　周　俊　赵　亮　胡柿红
　　　　　　胡效川　娄艳琴　夏　炎　梁　磊
　　　　　　詹　永
演示人员（按姓氏笔画排序）
　　　　　　张艺莎　张德剑　陈少军　赵　亮
　　　　　　胡柿红

序

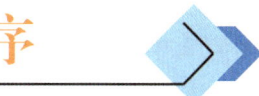

杨勇研究员是我们中华中医药学会药膳分会的副主任委员，我们之间因药膳结缘，共同的事业心使得我们互相支持、相互交流学习和共同成长，并在药膳的各自领域取得了丰硕的成绩，他是我们学会中既有理论又有实践的药膳专家，为我们的药膳事业做出了突出贡献，他和他的团队长期致力于应时、应体和应地药膳食疗方的研究和实践，形成了其团队独有的特色。本书则是他的三应药膳的最后一部专著——《应地药膳食疗方》。我仔细阅读后收获颇多，欣然作序。

谈到药膳就不可避开我们中华的烹饪鼻祖、医道之圣伊尹，他少年学习厨艺、成人后耕于有莘之野，充分了解和掌握了动植物食材的生长规律和特性并勤于实践，发现了动植物作为食品可以养生和治疗疾病，创立了中医汤液防治疾病，成为中医汤液鼻祖，为后世中医保民疗疾开拓了一个重要而不可或缺的手段。杨勇研究员团队则守古圣先贤之正，勇于实践和创新，形成了具有很好实战性的三应药膳，在药膳领域留下了一个浓彩重墨的一笔。

本书开篇全面综述了中国历代药膳发展史，对于药膳的养和治的双重功效给出了历史证据，极为符合当代把药膳分为养生药膳和临床药膳的科学理念。本书遵从经典，充分体现了中医食疗的三因制宜中的因地制宜，与前期出版的应时、应体药膳形成了完整的三应药膳体系。

中华国土辽阔，地域差别巨大，必然造就了不同的体质和不同的地域饮食起居具有很大差别，因此养生和疗疾必然要采用不同的药膳食疗方，这是本书诞生的必然性。

本书的特点是征集大中华东西南北中广阔地域的食材和药膳，为药膳的地域特色背书，体现了一方水土养一方人、一方药膳疗一方人的中医药膳的精髓。

　　本书对于每一道药膳既注重了食材选用和制作工艺的描述,而且详细介绍了药膳主要食材的产地、古代对此食材的描述,讲好药膳故事,让药膳也赋予文化的色彩,使得药膳活色生香。并且均附有小贴士补充说明药膳的功效和禁忌,让人感到贴心温暖。

　　本书是既有理论性又有很强的可操作性,本书适合专业中西医医师、营养师,也很适合全国民众的药食养生和食疗,一书在手健康走遍全国。

中华中医药学会药膳分会　主任委员　宋鲁成

乙巳年夏　于济南

前 言

应时、应地、应体药膳食疗法倡导充分考虑天时、地利、人和等综合因素选用药膳，是得道药膳学院致力于传承和发扬的传统医药类非物质文化遗产，简称"三应食疗法"。应时主要是应阴阳四时寒暑节气变化，应人主要是应气血虚实体质年龄疾病及其康复状态，应地主要是应五行五味五脏地域变化。应地药膳是继应时药膳、应人药膳之后的又一部药膳著作。

汤液经法图和《黄帝内经》对五味与五脏作用关系均做了充分阐述，为应地药膳的配制、应用提供了依据。五味是指辛（香）、甘（淡）、酸（涩）、苦（焦）、咸（鲜），其功效分别是能散、能缓、能收、能坚、能软，分别对应东、中、西、北、南区域和肝、脾、肺、肾、心五脏。汤液经法图论述五味与五脏关系时非常严谨，采用"体""用""化"的模式论述五味与五脏的补、泻、互变（化）关系，规定"用"虚为"虚"，"体"虚为"实"，"体"和"用"配伍之后，在五脏作用下化生出"化"味。"用"以"体"为资，以"化"为继。例如，东方主发散，其"用"味是辛，"体"味是酸，"化"味是甘，所以东方居民饮食应增加酸和甘味，以补充辛味之资（酸）和继（甘）；南方主软，其"用"味是咸，"体"味是苦，"化"味是酸，所以南方居民饮食应增加苦（或鲜）味和酸味，以补充咸味之资（鲜）和继（酸）；西方主收，其"用"味是酸，"体"味是咸，"化"味是香，所以西方居民饮食应增加咸和香味，以补充酸味之资（咸）和继（香）；北方主坚，其"用"味是苦，"体"味是甘（或淡），"化"味是咸，所以北方居民饮食应增加甘（或淡）和咸味，以补充苦味之资（淡）和继（咸）；中部主缓，其"用"味是甘，"体"味是辛，"化"味是苦（或鲜），所以中部居民饮食应增加辛和鲜味，以补充甘味之资（辛）和继（鲜）。《黄帝内经》论述五味与五脏的关系时，采用五味作用与五脏需求相对应的方法，如心欲软、肝欲散、脾欲缓、肺欲收、肾欲坚,刚好五味中咸能软、辛能散、甘能缓、酸能收、苦能坚,所以五味正好能满足五脏所欲,满足五脏所欲之味则可以补其脏。《黄帝内经》中论述的五味补五脏的关系与汤液经法图是完全一致的,但《黄帝内经》论述的五味泻五脏的对应关系以及五味缓解五脏之苦(相当于汤液经法图中的"化"味)对应关系有出入。另外,《黄帝内经》论述"五谷为养,五畜为益,五果为助,五菜为充"时,其五味与五脏对应关系中心肾对应苦咸,肝肺对应酸辛,刚好与其前面论述的五脏所欲对应的五味所能相反,前后矛盾。因此,应地药膳配制和应用主要遵循汤液经法图的规定。

得道药膳学院收集了国内各地区特色药膳近千种,本书仅选用具有一定代表性的 32 种,加以分类整理和提高,编撰出应地药膳,传播优秀药膳文化,推动药膳产业发展,使一方水土养一方人的美食进一步扩展和受益到所需之人,在实践大健康事业过程中迈出了探索性一步。

由于编者水平所限,不当之处在所难免,敬请广大读者批评指正。

重庆英才计划——中药大健康团队　杨大坚

2025 年 1 月于重庆

目 录

0	药膳总论	001
	0.1 中医药膳学的基本概念	001
	0.2 中医药膳学发展简史	001
	0.3 药膳的地域差异	003
1	天门清炖甲鱼	009
2	韭菜花酱	012
3	内蒙古奶茶	014
4	黄花大枣粥	017
5	三七汽锅鸡	020
6	红曲蒸鲈鱼	022
7	银耳拌三丝/银耳沙参鸡蛋饮	025
8	大足冬菜	028
9	卓资熏鸡	033
10	别院冬宝	036
11	凤鸣东街	039
12	鸽意凌云	042
13	别院牛斗	045
14	五行春卷	048
15	青白金钟罩	051
16	黄精元蹄	054
17	曲香酱鸭	057

18	南川米豆粽	061
19	天蜜甜成	065
20	大有二白包	068
21	小河米粉	071
22	大有油茶	075
23	茯苓山药肚	079
24	三泉八珍糕	082
25	铁皮石斛老鸭盅	085
26	乾坤鱼头	088
27	日月饼	091
28	千年金山红	094
29	猪排品仙果	096
30	黄精植物饮料	100
31	系列膏方制品	103
32	金佛三和汤（天麻方竹笋鸡）	106

0 药膳总论

0.1 中医药膳学的基本概念

中医药膳是在中医学理论指导下,将不同药物与食物进行合理组方配伍,采用传统和现代科学技术加工制作,具有独特的色、香、味、形、效,且有强身保健、防病、治病等作用的特殊膳食。它既能果腹及满足人们对美味食品的追求,同时又能发挥保持人体健康、调节生理功能、增强机体素质、预防疾病发生、辅助疾病治疗及促进机体康复等重要作用。

中医药膳学是在中医学理论指导下,研究中医药膳的起源、发展、理论、应用及开发研究的一门学科。

0.2 中医药膳学发展简史

中医药膳的发展经历了漫长的过程。药膳起源于原始时代,人类在最早"茹毛饮血"的时期,偶然发现某些动物、植物不但可以充饥,还具有增强体力、减轻疾病症状或治疗疾病的作用。神农尝百草的传说就说明了古人已经开始寻找可食用的治病原料,这是最早中医"药食同源"的理论依据,形成了药膳的源头和雏形。

自西周至春秋战国时期,药膳已经形成了基本的理论概貌。《黄帝内经》对人体所需的营养物质进行了专题论述,指出食物也同药物一样具有辛、酸、甘、苦、咸五味,论证了五脏与五味的关系,以及药食配制的原则与禁忌,为药膳的发展奠定了基础。

从秦汉至明清,药膳处于不间断又缓慢发展的时期。秦汉时期药膳进一步发展,第一部药学专著《神农本草经》载药365味,其中不少是具有药性的食物,如大枣、人参、枸杞子等常作为配制药膳的原料。医圣张仲景的《伤寒杂病论》在治疗上除用药外,很多方剂使用的仍是药食相配,开创了药物与食物相结合治疗重病、急症的先例,并记载了食疗的禁忌及饮食卫生等内容,为药膳食疗学理论奠定了基础。

晋唐时期是药膳食疗学的形成阶段,唐代孙思邈所著的《备急千金要方》中卷二十六专门论述食养食治,涉及食治原料162种,创制了很多药膳名方,大大推进了药膳的发展。其弟子孟诜汇集药膳名方撰成《补养方》,后由其门人增补更名为《食疗本草》,详细记载了食物的性味、保健功效、过食偏食后的不良反应以及独特的加工、烹调方法,是现存最早的一部药膳学专著。其后,昝殷的《食医心鉴》、杨晔的《膳夫经手录》、陈士良的《食性本草》均为药膳专著,载有唐代以前的各种食疗药膳养生防病的内容。从这些成就看,唐代的药膳食疗已经具有相当的专科化程度,在药膳的发展进程中起到了承前启后的作用。

宋朝成立校正医术局,并进行相关药膳书籍的整理与编纂,在北宋官修的几部大型方书中,如《太平圣惠方》《圣济总录》两部书中,都专设"食治门",成为食治门中的主流。陈直所著的《养老奉亲书》除介绍食养食治的内容以外,还对药膳食疗的养生原理进行了理论上的探索。元代的饮膳太医忽思慧编著的《饮膳正要》是我国第一部营养学专著,书中对药膳疗法、制作、饮食宜忌、饮食卫生及服药食忌、食物相反、食物中毒和解毒、过食危害等均有详细记载,同时也收载和创制不少优秀的药膳方,在药膳学方面做出了划时代的贡献。

明清时期是中医食疗药膳进入更加全面发展的阶段,几乎所有的本草著作都注意到中药与食疗学的密切关系。明代李时珍所著的医学巨著《本草纲目》在药膳学方面集历代之大成,其中在谷、菜、果实、介、禽等部收集了大量药膳物品,其他部也记载了大量药物的食治功能,成为药膳食品大全。朱櫹的《救荒本草》记载了可供荒年救饥食用的植物414种,并附真实图形,注明可食部分,后由徐光启收入《农政全书》以广其传。此外,还有卢和的《食物本草》、王磐的《野菜谱》、鲍山的《野菜博录》等著作。到了清代,药膳得到进一步发展与应用,以太医院与御膳房相结合的一系列宫廷验方被发扬光大并流入民间,带动了民间餐饮业的发展,指导了民间药膳的发展。费子彬的《食养疗法》、贾铭的《饮食须知》、王士雄的《随息居饮食谱》等著作至今在临床及生活中仍有较大实用价值。

纵观几千年的药膳发展历程,从最初的理论奠基萌芽,历经岁月的沉淀,药膳在实践中得以广泛应用,药膳理论也持续迭代发展。药膳不断汲取智慧与经验,逐渐形成体系,最终发展成一门相对独立的分支学科,彰显其独特的魅力与价值,为传统医学与饮食文化的交融书写了浓墨重彩的一笔。

0.3 药膳的地域差异

地理环境,是人类赖以生存的重要基础。地理环境对人体健康和疾病有着深远的影响,因为人总是会受到来自居住地环境的影响,并在其长期作用下而发生适应性改变。地域不同,自然地理条件和社会发展程度不同,人生活的环境、条件和习惯不同,人群整体适应所形成的基本体质性格也不同。《黄帝内经》中的"素问·异法方宜论"专篇,讨论和分析了地域与疾病发生发展的关系,阐述了由于地区不同、人们的生活环境和生活习俗各异、其生理病理和发病情况悬殊,故治疗亦当遵循"因地制宜"的基本思想。我国疆域辽阔,气候环境多样,因此重视疾病发生的地域性差异对于疾病的防治和因地施膳都具有重要的意义。近些年来,随着中医学的发展和临床治疗的显著成效,中医药学受到了越来越多国家与地区的重视与关注。无论是临床实践证明,还是生活养生需要,要保证疗效都必须要注意患者与养生者所在的地方与区域。因此,以中医药学所强调的"因地制宜"治疗原则进行应地而食的药膳食疗方面的研究,具有十分重要的理论意义和应用价值,有学者将这类充分考虑地域因素的药膳称为应地药膳。

《黄帝内经》里讲,东方生风,南方生热,中央生湿,西方生燥,北方生寒。五方气候不同,一方水土养一方人,为了适应地理和气候,饮食习惯也大不相同,进而催生出地域特色鲜明、针对性精准的适应不同地域的药膳。

0.3.1　东部地区的药膳特色

《黄帝内经》:"故东方之域,天地之所始生也,鱼盐之地。海滨傍水,其民食鱼而嗜咸,皆安其处,美其食。鱼者使人热中,盐者胜血。故其民皆黑色疏理,其病皆为痈疡。"

我国东部地区沿海,以季风气候为主,气候湿润,海洋资源丰富,盛产海产品和海盐制品。当地居民多食鱼、盐制品一类的食物,主要烹饪方式较为清淡,以最大限度地保留食材的鲜味、本味。但是鱼性热,吃多了会使肠胃内热,盐吃多会伤血,加之沿海地区气候潮湿、湿气重,导致该地区人群体质多为痰湿、湿热质,因而该地区的药膳多以清热解毒、祛风除湿为主,例如姜母鸭、土丁桂猪尾汤等。比如,广东地处亚热带,为沿海地区,气候温暖而潮湿,在选择药膳食材时应尽量避免大寒、大热、大燥之品,以清补为主,选择味鲜、清淡的食物,如沙参知母粥、绿豆薏苡仁粥、莲子汤等。再如,宁德地处福建东北部,气候湿润,药膳汤是当地人日常饮食的重要组成部分。宁德炖罐是当地一道传统药膳,炖罐种类繁多,常见的有猪肺花生、蛏子枸杞、香菇老鸡、猪肚花生、黄豆排骨等。这些炖罐通常使用各种草药和食材搭配,如穿山龙、铁线莲、南天竹等,具有祛湿、滋补的功效。

0.3.2　南部地区的药膳特色

《黄帝内经》:"南方者,天地之所长养,阳之所盛处也。其地下,水土弱,雾露之所聚也。其民嗜酸而食胕（胏），故其民皆致理而赤色，其病挛（挛痹）。"

我国南方地区多属热带、亚热带季风气候，气温相对较高，气候炎热潮湿。广布平原、丘陵，主要种植水稻、甘蔗等农作物，且草木生长旺盛，品种繁多，天然药物和食物资源十分丰富。东西地势差异大，加之少数民族聚居，形成了各自独特的饮食文化。总体来看，南方地区湿气较重，加之当地居民喜欢吃酸类和发酵（腐臭）的食品，所以当地人的皮肤纹理致密，肤色发红，人群体质以痰湿、阳虚质为主，容易发生拘挛湿痹等病。因此，南方人利用当地物产丰富的优势，将天然药物资源运用到日常生活和饮食习惯上，诞生了诸多以清热利湿、消暑解毒为主要功效的药膳。例如，广西地区，地属亚热带，气候温热湿润，山林多、瘴气重。这样的环境让当地人易阳盛动火、受湿热困扰。于是，街头随处可见清热解毒、祛火祛湿的凉茶，薏苡仁、扁豆常入膳食抵御瘴疾，冬瓜、荷叶、绿豆等食材也常现身餐桌助力身体"减负"。

广西有丰富的道地药材资源，其中道地药材以"桂十味"最为有名，如罗汉果、八角、肉桂、鸡血藤等，此外还有桂圆、芒果等多种热带水果。广西人民巧妙运用这些物产，开发出了桂圆红枣鸡蛋糖水、八角姜葱烧肉、祛湿粥、罗汉果瘦肉汤等药膳美食，分别适于气血不足、肾阳不足、湿热体质、咽喉肿痛等人群食用。

0.3.3 中部地区的药膳特色

《黄帝内经》："中央者，其地平以湿，天地所以生万物也众。其民食杂而不劳，故其病多痿厥寒热。"

中部地区东接沿海，西接内陆，主要是指黄河流域中下游地区，地势平坦广阔，以平原和丘陵为主，季风气候明显，主要是温带季风气候和亚热带季风气候，夏季高温多雨、降水丰沛，这种雨热同期的气候特点对农业生产极为有利，非常适合小麦等喜温作物的生长，使中部地区成为我国重要的粮食产区,形成独特的黄河流域特色饮食文化。由于中部地区主要种植小麦、玉米、薯类作物,所以当地居民饮食大多以面食为主,人群体质多为平和质,由此慢慢演变出中原地区所特有的药膳风格。例如,山西(晋南)的黄芪羊肉汤,山西气候较为寒冷,羊肉性温,能抵御风寒、滋补身体,黄芪是补气的良药,将黄芪与羊肉一起炖煮,可增强机体免疫力、补中益气,适合体质虚弱、容易感冒的人群。又如,河南的山药红枣粥,河南盛产山药、红枣等食材。山药具有健脾益胃、滋肾益精的功效,红枣能补中益气、养血安神,二者与大米煮粥,口感香甜,营养丰富,可作为日常养生的佳品,适合脾胃虚弱、气血不足的人食用。

0.3.4　西部地区的药膳特色

《黄帝内经》:"西方者,金玉之域,沙石之处,天地之所收引也。其民陵居而多风,水土刚强。其民不衣而褐荐,华食而脂肥。故邪不能伤其形体,其病生于内。"

西方地区,出产金玉,是沙漠地带,主要以温带大陆性气候为主,部分为高原山地气候,西部地区气温年差和昼夜温差都较大,降水量稀少,这种气候条件对农业有一定的限制,主要种植小麦、粟米等作物;同时,干旱的气候导致植被以耐旱的草本植物和灌木为主,形成了荒漠和草原生态系统,适宜牧业生产,因而牛羊肉、乳制品等物产丰富。由于特殊的气候和地理条件,西部地区的许多地方以面食为主食,肉类和奶制品也摄入较多,且口味较重,常常使用各种香料来增添风味,如辣椒、花椒、孜然等,使菜肴具有浓郁的香气,如陕西的臊子面、甘肃的兰州拉面等。这些饮食特色使得外邪不易侵入他们的躯体,他们的疾病多是由饮食、情志等内因造成的,其阳虚内寒体质较多见,容易生内脏疾病。因此,出现了如参芪炖甲鱼、雪莲炖乳鸽等药膳。陕西的参芪炖甲鱼是由党参、黄芪、甲鱼等炖煮而成,食用具有补中益气、固表生肌、滋阴凉血的功效,对于肾虚体寒均有一定的疗效。新疆海拔高，平均气温较低，雪莲是新疆的名贵中药材，具有温肾助阳、祛风除湿等功效；乳鸽肉质鲜嫩，营养丰富，具有补肾益气、养血解毒等作用，雪莲炖乳鸽这道药膳尤其适合在寒冷的冬季食用，有助于增强身体的抗寒能力。

（注：雪莲是《国家重点保护野生植物名录》中的国家二级保护植物，不可无合法来源入膳。）

0.3.5 北部地区的药膳特色

《黄帝内经》："北方者，天地所闭藏之域也。其地高陵居，风寒冰冽。其民乐野处而乳食，脏寒生满病。"

北方地区主要是温带大陆性气候和温带季风气候，四季分明，夏季高温多雨，冬季寒冷干燥，全年降水量分布不均，大量降水集中在夏季，整体气温较低。雨热同期的特点有利于农作物生长，主要种植小麦、玉米、大豆等作物，但春季的干旱和风沙可能影响农作物的播种，冬季的低温可能会对农作物造成冻害，这导致北方人以面食做主食，爱吃红肉与牛羊乳汁等乳制品的饮食习惯。北方人形体多壮实，腠理偏致密，易感风、寒、燥邪，内脏就会受寒，其阳虚内寒体质较多见，容易发生胀满病。由于严寒的环境，产生了北部地区以滋补、益气为主的特色药膳。例如：吉林的人参炖鸡，人参是东北三宝之一，具有大补元气、补脾益肺、生津养血、安神益智的功效，母鸡则营养丰富，含有大量的蛋白质、脂肪、维生素和矿物质等营养成分，二者搭配炖汤，可起到滋补气血、强身健体的作用。对于身体虚弱、久病初愈、气血不足的人群有很好的调养效果。此外，羊肉在北方也很受欢迎，尤其是在冬季。再如：内蒙古的肉苁蓉炖羊肉，肉苁蓉具有补肾益精，润燥滑肠的功效，羊肉性温热，可温中健脾、补肾壮阳。这道药膳适合在寒冷的季节食用，能够补气养血、温中散寒，对于虚寒腹痛、阳虚怕冷等症状有一定的缓解作用。

中医药膳的应用需讲究应时应体，也要应地，这意味着药膳要做到对时对症,更需因地制宜,充分考量当地居民的体质特征与自然地理学地域特色,使药膳与当地风土人情相融合,如此这般,方能让药膳的功效得以淋漓尽致地发挥。

1 天门清炖甲鱼

药膳概述

清炖甲鱼作为湖北天门市传统名肴,已有悠久历史。天门市地处富饶的江汉平原腹地,水陆资源丰富,素称"鱼米之乡"。早在唐代已是"处处路旁千顷稻,家家门外一渠莲"。尤以"清炖"菜肴出名,而"清炖甲鱼"则是其代表,具有"竟陵菜"的鲜、滚、烂特点,它制作精细,味极美,确有独到不凡的特色,食者无不称赞。天门市位于江汉平原北部,属中国版图的中部偏南地区,地形平坦、气候潮湿,是自然界物产丰富的地方,食物种类也很多,生活比较安逸,劳作相对较少,容易得痿弱、厥逆、寒热等病症。古人发现当地的气候地理与当地人体易发生的疾病的关系,进而创制出适宜秋冬季滋阴凉血的应地药膳:天门清炖甲鱼(成品如下图)。

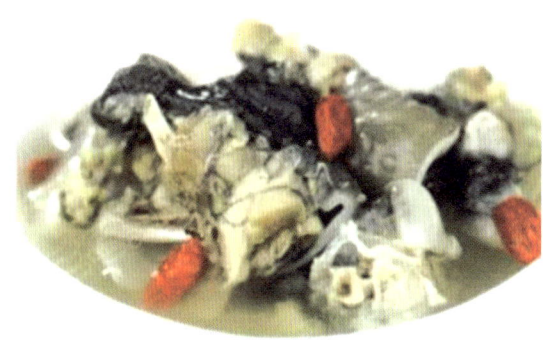

天门清炖甲鱼

药膳食材

活甲鱼 1000 g,鸡肉 50 g,葱 15 g,姜 10 g,蒜末 5 g,清汤 100 g,酱油 10 g,精盐 5 g,葱椒 10 g,绍酒 15 g,香菇少许。

制作工艺

(1)购买新鲜甲鱼,先在甲鱼腹部切十字刀,清除内脏,取出胆汁,将胆汁加入清水混合,涂抹于甲鱼全身。

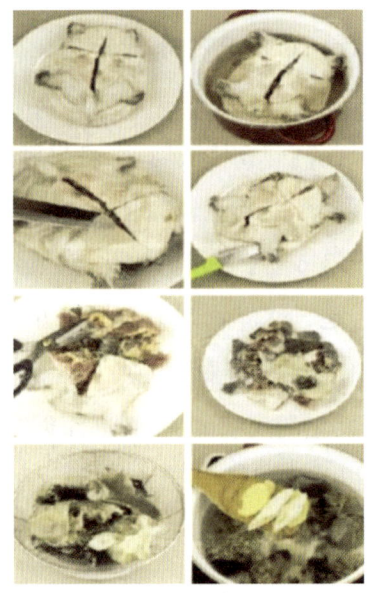

甲鱼处理

(2)稍待片刻,用流水冲洗干净,甲鱼腥气就会完全消失。将沸水倒入静置的甲鱼,去除甲鱼的一层砂皮,把甲鱼外壳分离,剁成块,经漂洗、沥干,再用盐、蒜、姜、料酒腌渍,并用干生粉挂糊,投入烧好的猪油锅内走油,微微起膜便可起锅。

(3)香菇泡发去蒂,鲜鳖蛋外壳洗净,取一炖钵,依次将泡发好的香菇置于钵中央,将鲜鳖蛋与鳖肉、裙边交叉分层围于香菇四周,依次加入鸡汤、味精、料酒、姜末,置于蒸笼中汽蒸 45 min。

(4)出笼时加入由鸡汤、蒜末、醋等调的料汁,撒上葱花,鲜香可口的清炖甲鱼即告成功。

药膳成品色泽乳白、馥郁芳香、汤清汁醇、质烂酥嫩,天门清炖甲鱼是一道老少咸宜、备受欢迎的高级汤菜。

药膳功效

补阴益气,健脾开胃,增强体质,恢复健康。

小贴士

甲鱼适宜在冬季气候寒冷时进补,当患者在手术后或者进行放疗或化疗中出现口干内热的阴虚血弱表现时,食用甲鱼可起到提高免疫力、辅助治疗的作用。甲鱼重在"补阴",味滋腻,不属阴虚患者,或胃肠功能较弱者,则不宜多食,补而不当,可变生他症。在用药禁忌方面,鳖甲不能与矾石、理石配伍,孕妇禁用,脾虚胃弱、肝虚无热者慎用,饮食上禁与薄荷、鸡蛋同服。

2 韭菜花酱

药膳概述

韭菜花又名韭花,是秋天里韭白上生出的白色花簇。食韭菜花是北方游牧民族的饮食习惯,延续已有千年。草原的韭菜花盛开于八月,是草原特有的一种野生植物,属葱科葱属,这种植物的生长能力特别强。韭菜花还是一种调味品,尤其是吃涮羊肉时不可或缺。野韭菜花中蛋白质、铁和粗纤维含量高,味道清香,营养丰富,食用历史悠久。在广阔草原上的一丛丛、一朵朵的野韭菜花,是大自然赋予草原儿女珍贵的礼物,也是制作草原人民最爱的应地药膳韭菜花酱的原料。

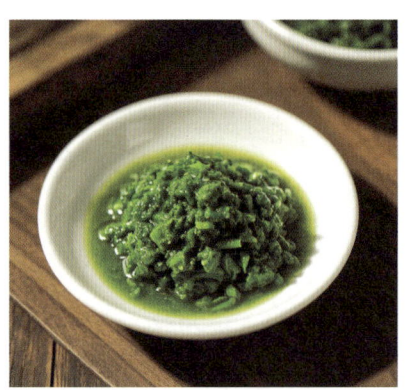

韭菜花酱

2 韭菜花酱

药膳食材

上等韭菜花 500 g,黄瓜 1 根,姜半块,辣椒 3 个,食盐适量。

制作工艺

(1)挑选上等韭菜花 500 g,用清水洗净后,淡盐水浸泡 2~3 min,将韭菜花里面隐藏的污渍清除干净。

(2)清水洗净后,沥干水分,如能风干至无水分更佳。与此同时,将黄瓜 1 根、姜半块、辣椒 3 个洗净备用。将上述所有材料用刀切碎,放入器皿中。

(3)依次放入切碎的韭菜花碎、姜末、辣椒末、黄瓜碎,加适量食盐,搅拌均匀。

(4)将上一步骤的材料装入无油无水的干净瓶子,并倒入白酒,封盖即可。10 天后便可以食用。味道独特,用途丰富,可用于拌面条、蘸馒头、做火锅调料等。

药膳功效

温肾阳,强腰膝,活血散瘀,除胃热,解药毒。可防治便秘,还具有一定杀菌作用。

小贴士

韭菜花富含水分,蛋白质,脂肪,糖类,灰分,矿物质钙、磷、铁,维生素 A、维生素 B_1、维生素 B_2、维生素 C 和食物纤维等。适宜夜盲症、眼干燥症患者食用,只因韭菜花中所含大量的维生素 A 原可维持视紫质的正常效能。还适宜皮肤粗糙以及便秘之人食用。

3 内蒙古奶茶

药膳概述

在人类发展史上,曾经有过许多物品当作货币流通,其中青砖茶自清朝中期开始,就以茶代货币在蒙古地区(内蒙古地区)通行了百年之久。由于边疆民族吃的肉、奶食品较多,蔬菜较少,而喝茶既可消食去腻,又可补充人体所需的多种维生素和微量元素,砖茶被蒙古人民视为饮食之上品,故有"宁可一日无食,不可一日无茶"之说,砖茶已成为他们生活中的必需品。数百年来,砖茶以其独特、不可替代的作用和功效与奶、肉并列,成为西北部各族人民的生活必需品。

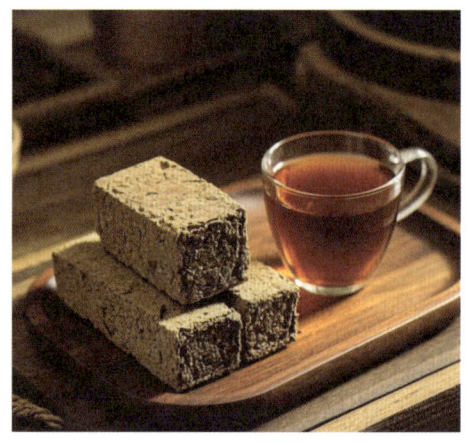

砖茶

3　内蒙古奶茶

砖茶,又称蒸压茶,顾名思义,其外形如同砖块一般规整厚实。作为紧压茶类别里极具代表性的一种,它是以茶叶为主料,佐以茶茎,在部分制作工艺中,还会搭配适量茶末,经特定工序压制,最终成型为块状茶。砖茶含有较丰富的营养成分,最主要的是维生素和矿物质,此外还含有蛋白质、氨基酸、糖类等。对于以牛、羊肉和奶酪为主食,日常饮食中蔬菜、水果匮乏的西北地区居民而言,将砖茶、牛奶/羊奶、盐、黄油、炒米搭配制作成奶茶(咸奶茶)长期饮用,既能温补驱寒、助消化,也为他们补充人体必需的矿物质和多种维生素,因而咸奶茶被当地百姓赋予"生命之茶"的美誉。

竟凡先生在《历代汉番茶马互市考》一文提及,"番人凤以游牧渔猎为主,故其食料多属肉类,必以植物性食料以资调解。《明史·食货志》云:'番人嗜乳酪,不得茶则因以病。'"在此背景下,内蒙古奶茶巧妙融合各类特质,逐渐发展演变,成为一道契合当地风土人情、兼具饮食与调养功效的特色药膳:内蒙古奶茶。

药膳食材

砖茶 20 g,纯牛奶约 150 g,炒米 50 g,黄油、盐少许,糖适量。根据个人口味添加其他调料。

制作工艺

(1)先将砖茶切开捣碎,加入水中,煮沸数分钟,滤去茶渣,加入大锅,掺入牛奶,再加适量水,煮沸。

(2)将煮好的茶汤放进铜壶,加入适量的食盐,即可成咸甜可口的奶茶。还可在茶汤中加入适量的炒米。

药膳功效

奶茶有助于新陈代谢和免疫力提升,具有助消化、解油腻、补充营养、提神醒脑、利尿排毒等功效。

小贴士

砖茶中的咖啡碱、维生素、氨基酸、磷脂等有助于人体消化,调节脂肪代谢,咖啡碱的刺激作用更能提高胃液的分泌量,从而增进食欲,帮助消化。同时还有降脂减肥、抗氧化、降血压、降血糖、杀菌消炎等功效,老少皆宜。

4 黄花大枣粥

药膳概述

黄花菜,古称萱草、无忧草、山鹿葱,俗称金针菜,部分农村地区称作安神菜,植株一般较高大。生长分布于秦岭以南各省区以及河北、山西和山东等海拔 2000 m 以下的山坡、山谷、荒地或林缘。黄花菜耐瘠、耐旱,对土壤要求不严,对光照适应范围广。自明代至清代,黄花菜因健脑、通乳、忘忧等特殊功效,种植范围逐渐向周边地区拓展。在此期间,黄花菜因品质出众被列为贡品,声名远扬,"莫道农家无宝玉,遍地黄花是金簪",生动展现了黄花菜的珍贵价值。黄花菜在我国已有数千年的种植历史。

黄花菜富含丰富的营养成分。富含的蛋白质、脂肪、糖类以及各种矿物质和多种维生素、氨基酸,比一般蔬菜高出几倍甚至十几倍,而且热量很高。这些营养成分是人体生长发育不可或缺的基本物质。以黄花菜和大枣为原料熬制的黄花大枣粥,更是妇幼老弱群体调养身体、恢复健康的上佳滋补品。

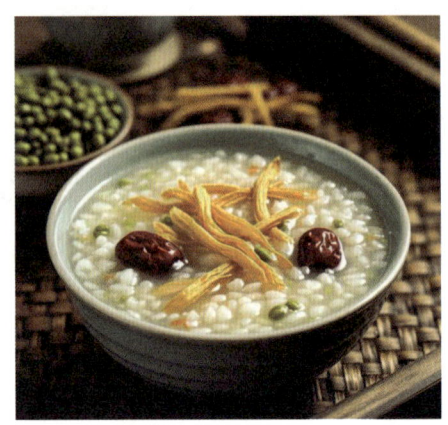

黄花大枣粥

药膳食材

粳米 100 g,绿豆 30 g,黄花菜 30 g,红枣(干)15 g,白术 3 g。

制作工艺

(1)将黄花菜洗净,切段,用沸水煮透,捞出。

(2)红枣去核,也可将枣剁碎。

(3)在锅中加水,再加入米和上述材料煮成稀粥,即可食用。

药膳功效

黄花大枣粥健脾益气,增进食欲,改善失眠。适用于治疗产后及病后身体虚弱、倦怠乏力、少气懒言、食欲减退、头昏眼花等症状。

小贴士

黄花菜有较好的健脑、抗衰老功效。黄花菜中含有丰富的卵磷脂。卵磷脂是机体中许多细胞,特别是组成大脑细胞的重要成分,对增强和改善大脑功能有很重要的作用。多食用黄花菜对清除脑动脉的沉积物,对注意力不集中、记忆力减退、脑动脉阻塞等症状有特殊疗效。

5　三七汽锅鸡

药膳概述

　　三七，作为我国极为名贵的中药材，素有"南国神草"的美誉，明代杰出的药学家李时珍更是对它青睐有加，赋予其"金不换"的至高称谓。在我国，云南是三七的主要种植地之一，其分布范围颇为广泛，从海拔1200 m到海拔1700 m的广阔地带，都能觅到三七生长的踪迹，其中又以文山州为核心产区，文山当之无愧为"三七之乡"。从药理功效层面来看，三七作用显著，在中医药领域堪称瑰宝，常被赞誉为"中药中的阿司匹林"。

　　经过数百年的发展，三七汽锅鸡成了家喻户晓的风味名肴，是文山十大名菜之首，给人留下"不到饭桌四五步，垂涎已淌三尺三"的深刻印象。曾被列入"国宴菜谱"，招待参加国庆庆典的国家元首。

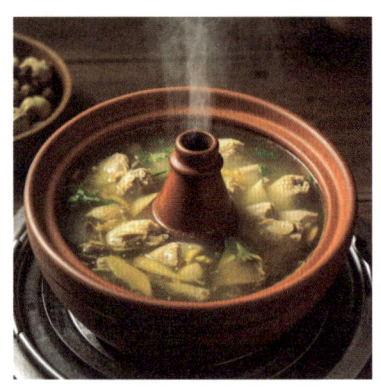

三七汽锅鸡

5 三七汽锅鸡

药膳食材

土鸡1500 g,三七5 g,姜6 g,葱25 g,料酒30 g,红枣5 粒,枸杞子12 粒,盐2 g,其他调料适量。

制作工艺

(1)准备汽锅一个,即一种陶器蒸锅,外形扁圆,锅中心有一个空心管子,从锅底直通至上边盖子附近。

(2)将鸡宰杀,洗净,砍成小块;将鸡块放入汽锅中,加入三七根(三七头)、姜片、胡椒粉和盐等调味,盖上盖子;再将汽锅放在一口盛满水的汤锅上,两锅之间用湿布密封,以防漏气。

(3)汤锅水沸后,蒸汽从中心空心管子冲入汽锅,经过锅盖冷却滴入锅内,成为鸡汤。汽蒸2 h左右,鸡肉熟后即可。

药膳功效

滋补,安神,止血散瘀、消肿止痛,防病治病,滋补强身、抗老延年。

小贴士

三七的正确食用方法可分为生吃和熟吃两种。一般是研粉吞服,也可泡酒或者煲汤服用。生的三七粉多偏重活血化瘀,熟的三七粉偏重补血。三七研粉服用时,粉末打得越细越好;用三七煲汤时,最好将三七洗净切片,这样有效成分更容易被煮出。用三七泡酒饮用时,泡酒的时间越长越好。

6 红曲蒸鲈鱼

药膳概述

我国是红曲生产与应用最早、最广的国家,汉末王粲在《七释》中就有"西旅游粱,御宿素粲,瓜州红曲,参糅相半,软滑膏润,入口流散"的记载。其主产地在福建古田县的平湖、罗华与屏南县等地。古名丹曲,身兼中药、食材双重身份,制作工艺极为精妙,是将红曲霉属真菌接种于大米或青稞,经发酵而成。

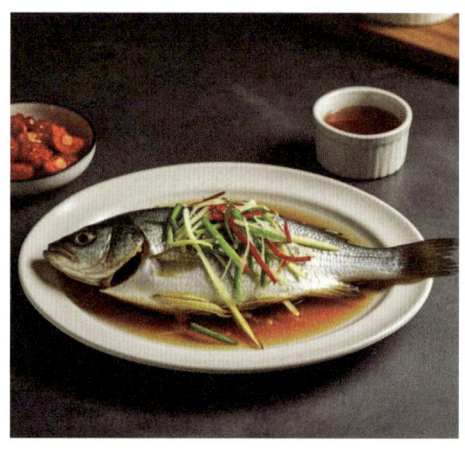

红曲蒸鲈鱼

明代李时珍在《本草纲目》中盛赞红曲"人窥造化之巧者也",近代中医药理论点明红曲能"除湿痰,活血化瘀,健脾消食",对"治赤白痢,下水谷"效果显著,为医者提供用药指引。

千年来的广泛应用与严苛检验,让《中国药典》将红曲定为药食同源中药材,足证其可靠。红曲作为中华民族献给人类的厚礼,风靡全球,彰显传统与现代文明融合之力。

于中国食品领域,红曲更是尽显神通。红曲凭借艳丽色泽、醇厚香气与超强防腐性,为食品增色添味、优化营养、延长保鲜期,用于酿酒酿醋堪称上佳原料。尤其红曲卓越的降血脂功效,堪称天然降脂"神器",默默守护人类健康。

药膳食材

鲈鱼1条(约2斤),红曲米2~3汤匙,生姜丝、葱丝适量,食盐、料酒、蒸鱼豉油适量,调和油1勺。

制作工艺

(1)准备鲈鱼1条,宰好洗净,用适量食盐和料酒腌制入味。

(2)生姜丝铺于盘底,上放鲈鱼,将红曲撒在鱼上。水烧开后,将鲈鱼放入蒸锅内,大火蒸10 min左右。

(3)起锅后,先将盘中残留的腥水沥干倒去,在鲈鱼上均匀撒上葱丝,淋上滚油,再加少许蒸鱼豉油即可。

药膳功效

鲈鱼刺少肉质鲜嫩,富含优质蛋白和多种维生素,有温中补气之效,治疗脾胃虚弱。搭配红曲有助于除湿痰,活血化瘀,健脾消食。

小贴士

虽然红曲能健脾消食,但也容易损耗脾气。对于脾阴不足的人群,食用红曲会过度消耗自身脾胃之气。同时,红曲还具备改善人体血液循环、活血化瘀的功效。月经期女性、孕妇、有出血性倾向或者正处于出血状态(患有出血性疾病)的人群,都不宜食用红曲,否则可能会加剧身体出血状况。

7 银耳拌三丝/银耳沙参鸡蛋饮

药膳概述

通江银耳产于四川通江县,是四川传统名特产之一。通江县地处巴中市东北部,恰好位于古蜀道的关键节点之上,起着巴蜀与中原文化交流的重要枢纽作用。据《通江县志》记载:"清光绪庚辰、辛巳年间,小通江河畔之涪阳、陈河一带突产白耳。"通江银耳是一种非常特别的真菌,它的生长发育对自然环境有非常严格的选择和要求。其色白似银,故称银耳。通江银耳多为自然生长的优质银耳,并采取传统的穿扦、烧烤加工工艺,不仅保持了天然银耳的特色和营养成分,而且色泽黄白有光,品味极好。富含多种氨基酸,以其独到的质厚、肉嫩、易炖化和非常高的营养价值及药用价值而享誉海内外。

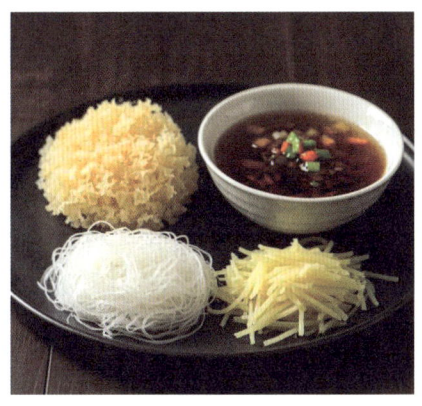

银耳拌三丝

药膳食材

银耳拌三丝:银耳1朵,干粉丝1团,土豆1个,黄瓜1根,酱油、香醋、味精适量。

银耳沙参鸡蛋饮:银耳、北沙参各10 g,鸡蛋1~2个,冰糖适量。

制作工艺

1. 银耳拌三丝

(1)需准备食材银耳、干粉丝、土豆丝。将银耳、干粉丝泡发后,银耳切成丝,用开水烫一下,再用冷水浸泡,控净水分待用。

(2)土豆去皮切成细丝,投入沸水中烫熟,再用凉水浸凉、控水。黄瓜切丝,放入凉水中浸凉、控水。将上述食材放入汤盘,浇上用酱油、香醋、味精、香油调制的卤汁,拌匀即成。

2. 银耳沙参鸡蛋饮

(1)将银耳和北沙参加水适量熬煮取汁。

(2)打入鸡蛋1~2个,蛋熟后加适量冰糖服用。

药膳功效

银耳拌三丝,有助于治疗胃痛,缓解阴虚肺燥引起的咽干喉痛。同时还有滋阴补肾强精、润肺生津止咳、清热润肠益胃、补气和血强心养阴清热、壮身补脑提神、嫩肤美容抑癌等功效。

银耳沙参鸡蛋饮,适用于体质虚弱、长期咳嗽、免疫力低下等人群饮用,尤其对于肺燥或阴虚引起的咽喉痛有很好的缓解效果。

小贴士

银耳既是名贵的滋补佳品,又是扶正强壮的滋补药材,具有滋阴补肾、补气强精、强心健脑、提神补血的功效。惊蛰时节气温变化无常,易使人体免疫力和防御功能下降。中医向来就有"不治已病治未病"的说法,故惊蛰时节可以进补银耳,以提高自身的免疫力。

8 大足冬菜

药膳概述

大足冬菜以其色泽棕褐油润、味道香浓醇厚、嫩脆爽口鲜甜而著称,系老成渝地区传统民间名菜。早在南宋时期大足冬菜便在民间加工生产的基础上出现了规模化生产加工大户并作为朝廷贡品供宫廷享用。据《大足县志》记载:大足腌制冬菜乃民间之良俗,历史悠久,源远流长。大足冬菜有"吸山水之灵气,聚日月之精华"的赞誉,大足亦有"室内藏冬菜、隔户闻其香"的俗语。历经时世变迁,大足冬菜酿造师傅代代传承发扬,如今作为当地的支柱产业焕发出新的勃勃生机。

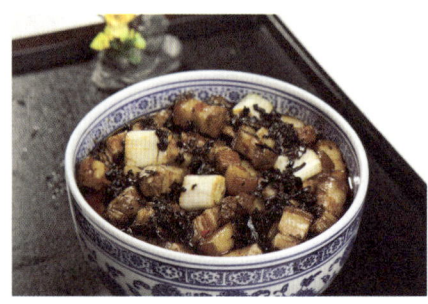

冬菜红烧肉

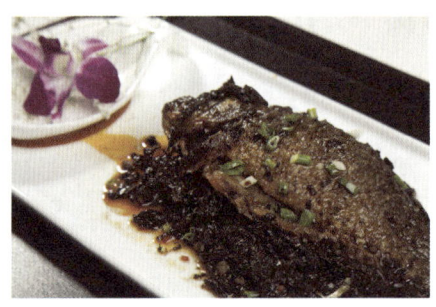

冬菜烧鲫鱼

8 大足冬菜

🔶 药膳食材

制作大足冬菜的原料一般有两种。其中最好的原料菜为叶用芥菜,别名春菜、辣菜,当地人称"牛耳朵菜",为十字花科芸薹属,一年生或两年生草本植物。该菜具有特殊的辛辣味,含有丰富的维生素、蛋白质、糖类和矿物质,其蛋白质经水解后可产生各种氨基酸。大足冬菜食用前,一般先进行加工腌制,经腌制的芥菜质地脆嫩、香气四溢、口味鲜美,既可作素菜食用,也可作荤菜的配料。

大足冬菜要求选用未抽薹前的早熟芥菜,就当地气候条件和栽培习惯而言,一般在每年春节前采收最好。盐用酿造专用盐,且需提前炒制。

🔶 制作工艺

(1)选料。大足冬菜要求选用在春节前采收的"牛耳朵菜",要未抽薹、生长健壮、无霉变和烂叶、大小一致的菜。

(2)整形。大足冬菜的加工要经过先后两次整形,这里的整形其实为便于晾晒兼有原料修整功能的第一次整形,剔除老、黄、烂叶后按"三刀四瓣"处理每一棵原料菜。所谓"三刀四瓣"是在每棵"牛耳朵菜"的主茎位置精准纵切一刀,让菜体一分为二;随后,于已分开的"半茎"上,再次各纵切一刀。这样就把每棵菜用三刀分为四瓣。需要注意的是这四瓣菜还不能完全分离,要掌握好刀口的长度,让菜在一端相连。

(3)上架晾晒。当地菜农传统的晾晒一般就在地头进行,采用竹竿搭架,把第一次整形好的菜搭在菜架上,自然晾晒40天左右,其间一般不再采取其他管理措施。现在规模化工厂作业是在专用的晾晒场进行,接受自然阳光但不允许雨淋,晾晒到原料菜失水70%~75%即可。

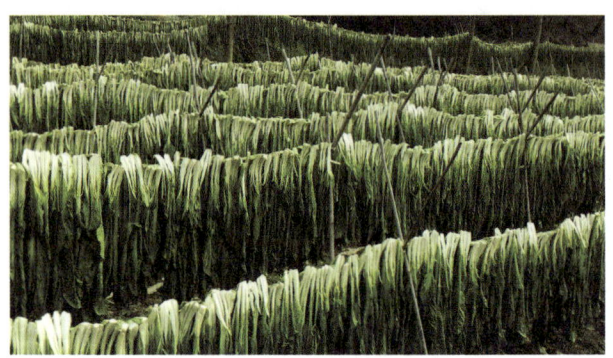

晾晒

(4) 二次整形。晾晒好的菜去掉发黄、枯干以及其他不宜进入揉菜工序的部分,称为二次整形。剔下来的部分也不要丢弃,另放置待用。

(5) 揉菜。在自制的揉菜筥内,两人或四人相对进行菜的手工推揉,一般要进行 7 次,每次揉制 20 min 左右,每次间隔 1 天,即每一批次菜要用 1 周的时间才可完成揉菜工艺。需要注意:要在每次揉菜时加入已炒制好的专用盐,盐的总用量为 8%(这里不是成品菜的盐含量,是按二次整形后的半成品计),分次加入。判断是否揉制好往往凭经验,"手捻成团、展叶不烂"为最佳。现在工厂化生产中有借鉴茶叶加工中的揉茶工艺而用机械代替手工的,但效果不是特别好。

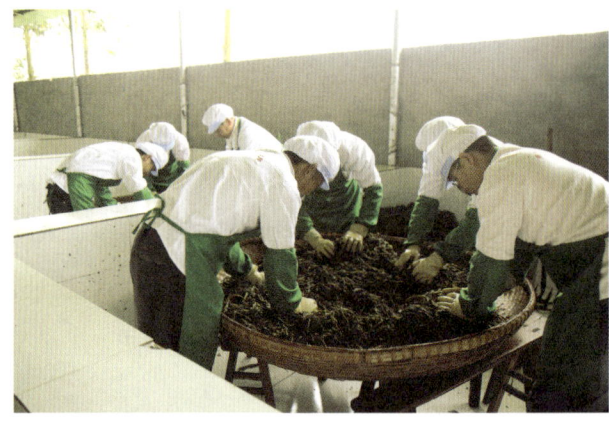

揉制

(6)堆码沥水。传统工艺称堆码沥水,实则是揉制后菜坯的初发酵阶段,此工序要在专用的菜围中进行,同批次的菜可倒入一个菜帷子,围底需留有导水槽及时将水外排。这一初发酵过程通常持续约2周时间,判断发酵进程是否达标,以能否嗅到清新的发酵菜香为准。其间,温度把控尤为关键,需维持在24 ℃左右,得益于当地得天独厚的自然条件,加工时只需调节室温,无须额外接入菌种,自然发酵即可。

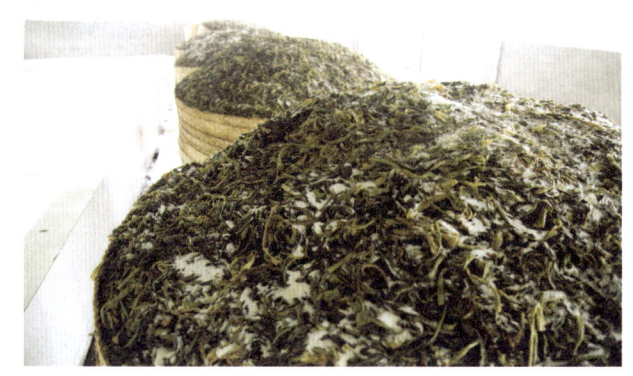

脱水

(7)装坛。初发酵后的菜装入菜坛,菜坛要事先清洗并晾干,装坛时要用专用菜梄将菜层层打实梄紧,距离坛口10 cm左右,再撒一层"盖口盐",也是要炒制后的专用盐,用量可根据坛的大小适当加减,一般为入坛菜的千分之一。撒入盖口盐后用二次整形剔除下来的部分装满菜,并再次压紧。

(8)封口。装坛后用黄泥封口,晒干封口泥后再用特制小斗笠盖顶,置户外整齐排置。工厂化生产是将装好的菜坛用塑料膜包口扎紧,然后用水泥装封口,凝固后即置于室外存放并编号标码。

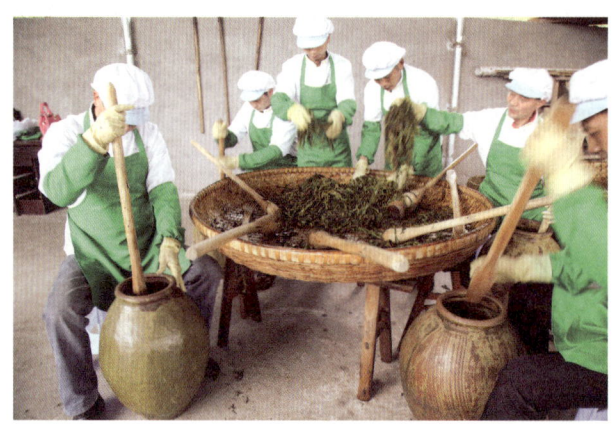

装坛

（9）发酵后熟。封口后的菜坛要在户外阳光充足的地方整齐摆放，场地不能积水、不能有杂草。为了保证每坛菜受热均匀，发酵充分一致，每隔4个月还要转坛一次，每次转坛90°，转坛时要检查坛口是否完好，出现坛裂或开口情况要清理出后熟场。从封口日算起达到3年即为成品冬菜。

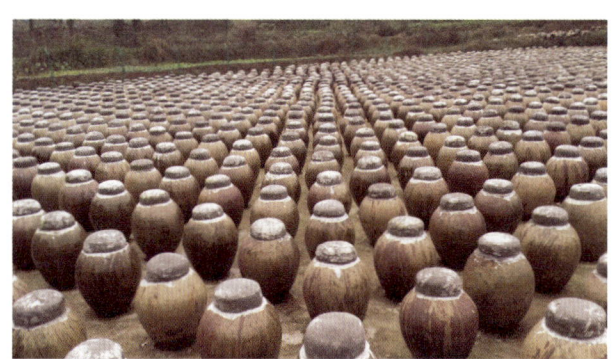

发酵

药膳功效

开胃健脾，增进食欲，增强人体功能。

9 卓资熏鸡

药膳概述

熏鸡是我国著名的传统禽肉制品之一,因其独特的配方和传统的加工工艺,深受消费者喜爱。较为著名的有辽宁沟帮子熏鸡、内蒙古卓资熏鸡、山东聊城熏鸡和河北乐亭熏鸡等。其中内蒙古卓资熏鸡是我国"三大名鸡"之一,1956年在全国熟食制品展览会上,卓资熏鸡同山东德州扒鸡、河南道口烧鸡并获"三大名鸡"称号。卓资熏鸡以其个大体肥、色泽红润、味道鲜美、肉质细嫩而闻名于长城内外。

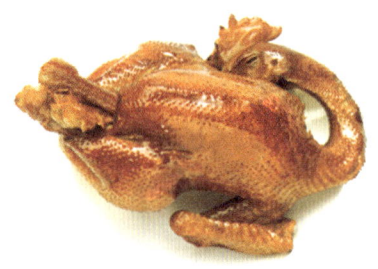 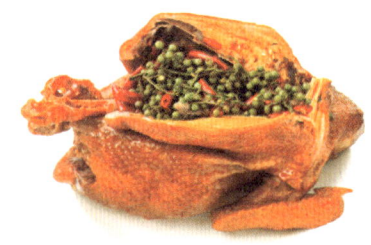

熏鸡

药膳食材

鸡:通常选用重量在 1 kg 以上的。

卤料：包括白芷、草果、花椒、桂皮、陈皮、豆蔻、小茴香、肉蔻、辛夷、八角等，具体用量根据配方有所不同。

熏料：红糖、小米或大米、茶叶、丁香等，用于熏制过程中赋予鸡肉特有的香味和颜色。

制作工艺

（1）选料。卓资熏鸡用料考究，主要原料活鸡一般选用18～24月龄毛重1.5 kg左右的三黄鸡或芦花鸡。要求散养，做到最终成品熏鸡重1 kg左右，即所谓"三之余二"。过大、过小或者品种不对，出成率达不到要求都不予认可。

（2）屠宰。专业手法人工屠宰，单手虎口擒双翅跟，同手拇指、食指固定鸡头，刀口靠近头部、尺寸6分，宰后腿上头下控血。

（3）预处理。控血完成后，浸烫、煺毛，人工或机械脱毛后，开膛去内脏、洗净后，入清水中浸漂2 h或活水冲洗15 min，沥水。

（4）造型。"二敲一剪"，即在鸡大腿处敲断、沿胸脯下方腹内剪一刀后，将鸡爪交叉窝腹内，鸡翅由刀口入鸡嘴穿出别好，鸡头盘花，完成造型。需要注意的是还有把鸡腿盘在鸡肛门内的，现在普遍是在肛门下侧开口去内脏，将鸡腿交叉盘花鸡爪入该口固定。

（5）卤制。鸡入锅，专用卤料兑老汤，大火煮沸、去沫，15 min后改文火焖煮2 h。卤制工艺重点是火候与卤料，各家均有特点。特别是卓资熏鸡卤料几百家作坊和加工车间，主流为大、中、小三方，大方有20多位调料组成，中方17位，小方14位。一般包括花椒、八角、良姜、山奈、茴香、肉豆蔻、砂仁、白芷、丁香、陈皮、草果、荜茇、肉桂、香叶等，各家号称秘方，事实上经对当地著名的3个品牌取样分析、系统研究发现呈香物质有差异但不显著。

（6）熏制。传统工艺是将熏锅烧热，放入适量白糖和香樟，放上铁箅子，将卤制好的鸡放在铁箅上，加盖熏烤3～5 min。现代工艺采用熏箱，钩着鸡脖子挂在熏箱内,熏制充分、赋味上色均匀。有的还带有连续投料功能,大大提高了效率,也保证了熏制品质。注意熏制鸡一定要是热的,卤好的料鸡未能及时熏制则要再次入煮沸的卤锅 15 min 左右,保证鸡充分加热后进行熏制。同时熏制前一定要注意用卤汤将鸡淋洗,使料鸡表面不带卤料及其他影响视觉的杂质。

（7）包装。卓资熏鸡大部分为简易保藏,常温下保质期在 1 周以内。目前采用杀菌气调包装,不仅显著延长了保质期,而且也充分保证了品质。此外,也采用了真空包装和冷链储运等措施,但效果不是特别理想。需要注意的是,传统工艺在成品出售或包装前还有涂油工艺,一般取卤煮时表层浮油精炼,也有采用其他植物油涂抹,但现在普遍不再涂油。

药膳功效

益脾健胃,促进消化,补虚理气,调理身体,增强体力。

10　别院冬宝

药膳概述

冬季是人体需要养阴进补的时节。羊肉作为传统的冬令补品，其富含蛋白质、脂肪、碳水化合物和多种维生素而备受人们喜爱。外加山药，肉质饱满，口感细腻，营养丰富。冬季饮食应注重温热补益，适量增加蛋白质、脂肪和碳水化合物的摄入。药膳别院冬宝（山王坪羊肉汤）详细制作可扫描二维码阅读、观看。

山王坪羊肉汤药膳发布

羊肉作为山王坪的特产，在金佛山山王坪的冬日，山药羊肉汤成了人们餐桌上的温暖陪伴。它不仅是一道美食，更是对生活的热爱和追求。在这里，山药与羊肉完美结合，成就了一道美味的滋补佳品——别院冬宝（山王坪羊肉汤）。

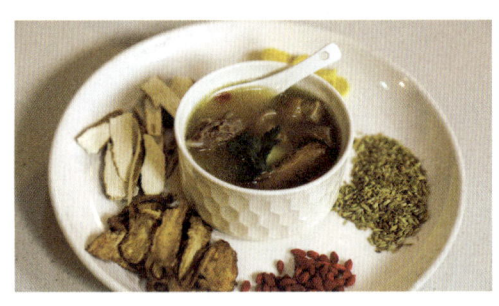

别院冬宝（山王坪羊肉汤）

10 别院冬宝

🔖 药膳食材

羊排1 kg,生山药500 g,白芷3~4片,小茴香2~3 g,当归5 g,姜片5片,香菜、枸杞、盐和水淀粉适量,另备味精、白砂糖、料酒和白酒。

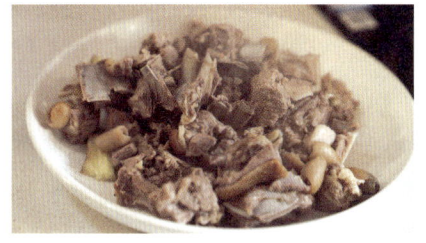
羊排

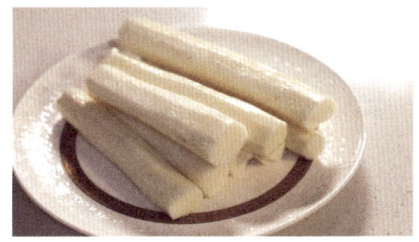
山药

🔖 制作工艺

(1)选取羊排(约2斤),切成中段。羊排用清水淘洗几次,去除血水和膻味,再浸泡30 min。

(2)将山药去皮,切成滚刀块。

(3)将羊排放入冷水锅中,加入生姜片、白芷片、小茴香、白酒,武火煮出血沫后捞出。

(4)用温水清洗干净后放入炖锅中,加入当归、姜片和开水,开盖武火炖煮15 min,再盖盖炖煮60 min,加入山药块,再炖煮约40 min,起锅前10 min加入调味盐,出锅时撒上枸杞和香菜即可成膳。

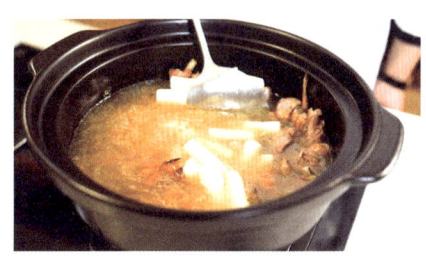
加入山药块

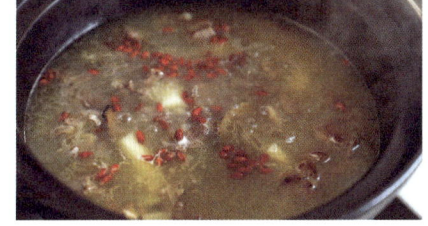
撒上枸杞

药膳功效

益气补虚,温中暖下。适于冬季有温补需求的人群。

小贴士

在享受这道美味的别院冬宝(山药羊肉汤)时,可以搭配一些绿叶蔬菜和水果,以保持营养均衡。此外,冬季饮食应避免过于油腻和辛辣,以免对消化系统造成负担。

11 凤鸣东街

药膳概述

在重庆南川东街,历史的痕迹与生活的烟火气交织在一起。这里曾是"三线建设"的核心区域,工人用勤劳和智慧为这片土地打下了坚实的工业基础。南川东街不仅有着辉煌的工业历史,还传承着悠久的药膳文化。在这里,药与食的结合被发挥到了极致。药膳风鸣东街(归芪鸡),详细制作可扫描二维码阅读、观看。

归芪鸡
药膳发布

在需要进补的寒冷季节里,"凤鸣东街"(归芪鸡)无疑是最好的选择之一。这道菜品的选材十分讲究。来自山王坪的跑山鸡,肉质鲜嫩,口感极佳;所用的水,则是南川山间的清泉水,纯净无污染。鸡肉与药材的结合,再经过巧妙的蒸制工艺,使得这道菜品不仅为身体提供充足的营养和能量,还能增强免疫力、改善体质,更能让人们在品尝美食的同时感受到家的温暖和幸福。

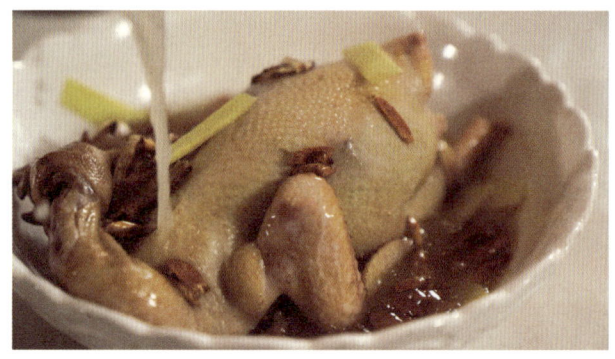

凤鸣东街（归芪鸡）

药膳食材

嫩母鸡整只1只（约1500 g），另半只鸡（切块），炙黄芪100 g，当归20 g，枸杞5 g，绍酒30 mL，胡椒粉3 g，盐3 g，葱段、葱花、生姜、味精适量。特别准备一盒锡纸。

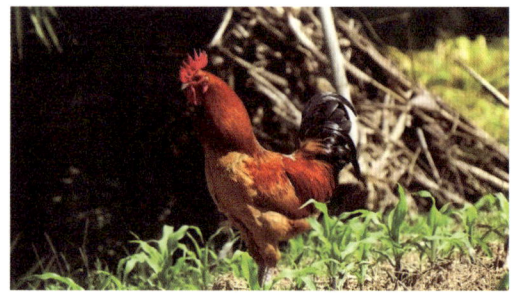

山王坪跑山鸡

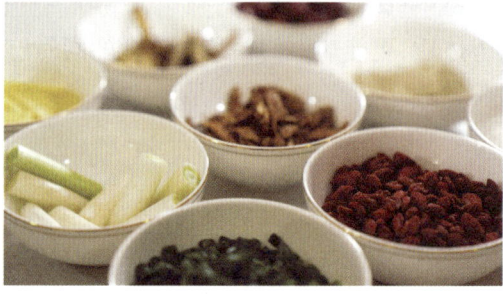

配料

制作工艺

(1) 炙黄芪,在生黄芪中加入适量蜂蜜,进行炒炙,炒至金黄色,出锅备用。

(2) 先将另半只鸡切块,加入清水,调清汤;再将炙黄芪、当归、胡椒粉、盐、葱段、生姜用绍酒调制均匀,涂抹鸡身,抹匀,静待 15 min。

(3) 接着把所有调料收集放入鸡腹内,定型放入蒸锅,撒上葱花、生姜,注入清汤,加入适量盐、绍酒、胡椒粉。

(4) 锅口用锡纸封严,蒸约 2 h。出锅会挑出葱花、生姜,撒上枸杞,即可。

药膳功效

增强免疫力,改善体质。

小贴士

该药膳不适宜生理期女性及孕妇食用,建议老弱病残者在中医师或营养师指导下食用。

12 鸽意凌云

药膳概述

南川,这片古老而神秘的土地,孕育了无数自然瑰宝。这里的金佛山党参,汲取着大地的精华;而南川的天麻,更是被誉为"神仙草",蕴藏着大自然的神奇力量。这片土地上,药膳文化源远流长。南川人民深谙药食同源之道,将天然的药材和食材完美结合进而创造出一道道既美味又养生的佳肴,

参麻乳鸽汤
药膳发布

药膳"鸽意凌云"(参麻乳鸽汤)是南川药膳中的一道珍品,详细制作可扫描二维码阅读、观看。

"鸽意凌云"(参麻乳鸽汤),顾名思义,这道汤品的主角便是来自高山生态的乳鸽。这些乳鸽,生长在南川的青山绿水间,自由翱翔,享受着大自然的美好。它们肉质鲜嫩,营养丰富,是滋补养身的佳品。而在这道汤品中,除了乳鸽,还加了金佛山党参和南川天麻。党参补气养血,天麻祛风止痛,与乳鸽的鲜美相结合,既增添了汤品的口感层次,又赋予了其养生保健的功效。当汤盅打开的那一刻,香气四溢,仿佛是大自然的气息扑面而来。汤色醇厚,泛着淡淡的金黄。喝上一口,那味道醇和而又不失层次感。细细品味,党参的甘甜、天麻的清香、核桃的油润、乳鸽的鲜美,在这一刻融为一体。

"鸽意凌云",不仅是一道汤品的名字,更是提醒我们,在忙碌的生活中,

不妨放慢脚步,品味大自然的馈赠,感受生活的美好。让我们在品味这道汤品的同时,也品味生活的诗意与远方。

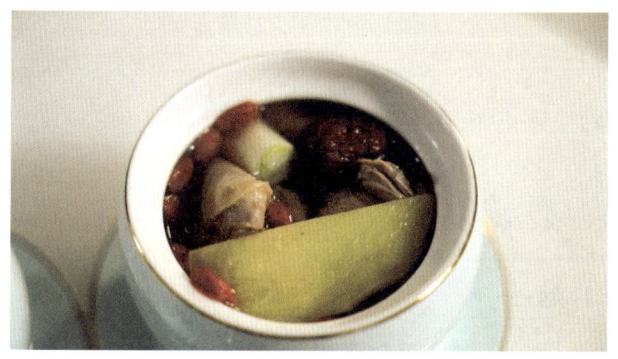

鸽意凌云(参麻乳鸽汤)

药膳食材

一盅量:乳鸽半只,党参10 g,天麻9 g(鲜天麻),核桃仁20 g,红枣1枚,枸杞5~8粒,生姜片2片,小葱1根,盐、料酒、胡椒粉适量。

重要器具:炖盅、蒸锅。

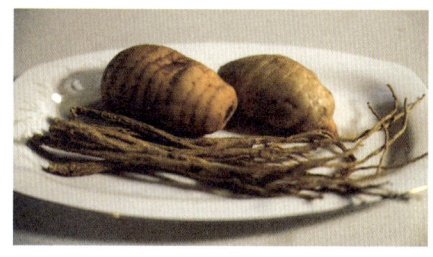
天麻、党参

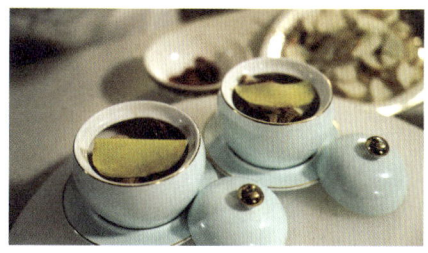
炖盅

制作工艺

(1)乳鸽半只,洗净,开水中氽透。

(2)炖盅一只,下乳鸽、党参、天麻(鲜天麻切片)、核桃仁(去皮)、红枣、姜片、葱根、胡椒粉,煲中加入清水和适量,盐,隔水蒸 2~2.5 h 至熟透。

(3)出锅后加适量盐、枸杞、葱花即可。

药膳功效

补气养血,祛风止痛,滋补养身。

小贴士

痰火积热、阴虚火旺、大便溏泻者禁服,不可与浓茶同服。天麻、乳鸽均不可大量服用。

13 别院牛斗

药膳概述

在中国的文化历史中,牛与天空的星辰有着深厚的渊源。牛斗,源自古代二十八宿中的牛宿和斗宿,它们在深邃的夜空中相互辉映,寓意着丰饶与希望。在南川东街,一道以牛尾为主材的药膳——"别院牛斗"(参竹牛尾汤),详细制作可扫描二维码阅读、观看。

参竹牛尾汤
药膳发布

这道汤品选用山王坪的健壮黄牛尾巴,经过精心挑选,确保肉质饱满、口感醇厚。黄牛在山林间自由漫步,食草、饮泉,其肉质自然纯净,营养丰富。而南川山泉,清澈甘甜,为这道汤品提供了最佳的水源。

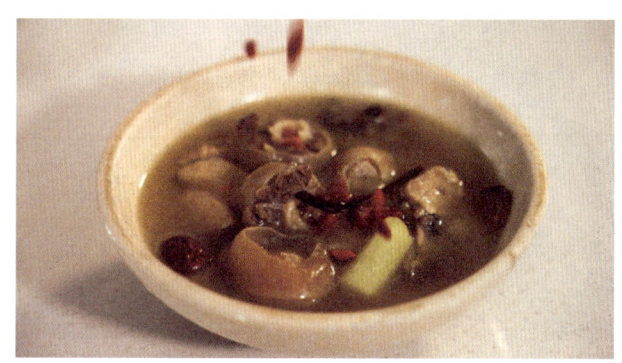

别院牛斗(参竹牛尾汤)

046 应地药膳食疗方

夏末秋至,天气燥热,"别院牛斗"恰如一缕清风。它以黄牛尾巴为主材,辅以珍贵药材,经过精心炖制,汤色金黄、香气四溢。微微喝上一口,满口生津,不渴不燥,醇厚的口感和滋补的药香立刻让人感到温暖舒适。"别院牛斗"不仅满足了味蕾的需求,还能增强免疫力、改善体质。

药膳食材

原汤原料:牛尾1条,牛腿骨1根,母鸡1/4只,党参30 g,玉竹20 g,沙参15 g,百合15 g,莲子15 g,黄豆芽半斤,姜片、牛油、猪油适量。

牛尾汤原料:原汤,牛尾3段,红枣2~3枚,枸杞5 g,干虫草花5 g,干茶树菇5 g,香菇1朵,盐、姜片、鸡精适量。

重要器具:熬汤大锅、每人美汤锅。

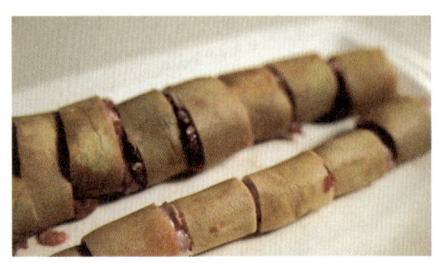
牛尾

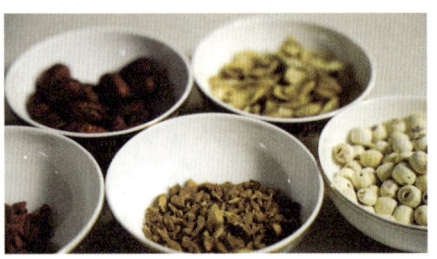
配料

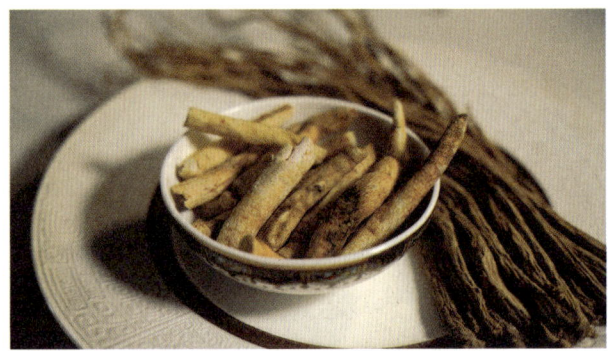
沙参、党参

制作工艺

(1) 冷盐水浸泡牛尾骨、牛腿骨和鸡肉约 20 min,洗净牛尾骨、牛腿骨和鸡肉。

(2) 牛尾骨、牛腿骨焯水,去掉血沫,用热水洗净,待用;鸡肉沥干水分,待用。

(3) 锅中加入适量牛油和猪油,爆炒牛尾骨、牛腿骨和鸡肉,炒干水分至带有焦香味。

(4) 放入大汤锅中,加入大量开水和药材,武火炖煮 20 min,后转文火慢熬 2 h 以上。

(5) 调汤,锅中加入原汤、牛尾和原料,煮沸后可烫菜喝汤。

药膳功效

"别院牛斗"增强免疫力,改善体质,解渴生津,温补,缓解喝酒人群酒后口干舌燥症状。

党参沙参玉竹莲子百合汤,具有生津止渴、滋阴润肺、清心安神、养胃安神、润肠通便等功效,可用于治疗气虚久咳,肺燥干咳,见咳嗽声低,痰少不利,体弱少食,口干口渴,胃阴不足,心烦失眠等症状。适宜于工作压力大、个性紧张敏感者食用;尤其适宜于咳嗽人群。

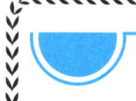
小贴士

脾虚湿盛或湿热痰多,身热口臭者不宜选用。

14 五行春卷

药膳概述

在中华文化五千年的历史长河中,五行理论一直贯穿其中,它是自然的哲学,也是生活的艺术。而今,人们将这古老的智慧,融入一道南川的药膳——五行春卷(春卷)之中。此药膳详细制作可扫描二维码阅读、观看。

春卷
药膳发布

"清明"寓意清洁明净,清明至,人们以春菜入食,品尝时令美味,祈愿驱除浊气、拥抱新生,满含春的希望。

五行春卷,顾名思义,以五行理论为基础,将各种食材融入其中。黄豆芽代表土,象征着生命的孕育与承载;香椿苗寓意火,携带着春日的热烈与激情;茴香苗犹如木,拥有着夏日的活力与进取;花生芽形似金,寓意着秋日的收获与富足;黑木耳宛如水,代表着冬日的滋养与润泽。这些食材在春卷皮中相互映衬,共同演绎着五行的哲理和生活智慧。

五行春卷的制作过程。新鲜的清明菜清洗干净,放入破壁机中打磨成浆水。接着,用浆水和面,饧面后放入锅中烙制。当一张张薄如蝉翼的面皮出锅时,再将各种食材卷入面皮之中,五行春卷即成了。

咬一口五行春卷,面皮筋道,馅料鲜美,舌尖上流淌的有春天的欢乐、更有人生的愉悦。

14　五行春卷　049

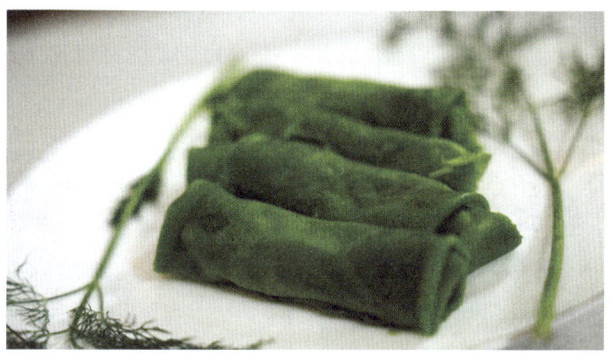

五行春卷（春卷）

药膳食材

面皮（清明菜）、黄豆芽（土）、香椿苗（火）、茴香苗（木）、花生芽（金）、黑木耳（水）、酸模叶（摆盘用）。

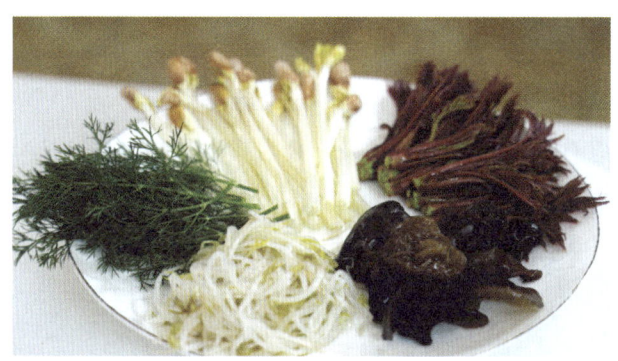

配料

制作工艺

1. 面皮的制作方法

（1）新鲜的清明菜（鼠曲草）清洗干净。

（2）烧水，加入少量小苏打，放入清明菜煮至软烂捞出，用冷水清洗漂洗两遍，将漂洗后的清明菜沥干水分。

(3)放入破壁机加适量清水打磨成浆水,用滤网过滤备用。

(4)盘中加入 500 g 面粉,添加 3 g 盐,分多次加入 450 g 清明菜汁,和面,饧面 30 min,将擀好的薄薄面皮放入锅中烙制。

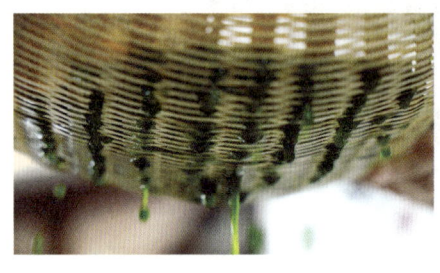
沥水

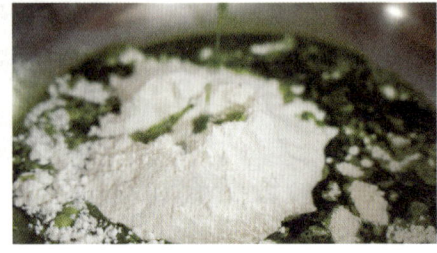
和面

2. 秘制酱料用花生酱的制作方法

芝麻酱,加香料油(小茴香、香叶、八角放入花生油中熬 5 min 即可)稀释,再加入生抽、白糖、味精调味,最后淋入现炸的干辣椒节,充分激发出香味即可。

3 食材处理方法

黄豆芽、花生芽掐头去尾氽水冲冷;香椿苗加盐氽熟冲冷后沥干水分;黑木耳泡发后切丝,加盐氽水后沥干水分;茴香苗清洗干净后切断摆好;酸模叶清洗后放入盘中,盘子中间放入烙好的春卷皮,上桌后在盘子旁边放上酱料即可。

药膳功效

驱逐浊气,调和人体。

15 青白金钟罩

药膳概述

"金佛山上壮阳草,杜仲树下笨蛋鸡,一青二白文火烧,鲜肤何润金钟罩。"此肴馔,既非珍馐美馔,亦非饕餮大餐,却是南川金佛山的一味地道药膳——青白金钟罩,当地人称作"金佛山大韭菜炒鸡蛋"。此药膳详细制作可扫描二维码阅读、观看。

金佛山大韭菜炒鸡蛋药膳发布

南川金佛山,堪称中药材天然宝库,拥有近5000种药用植物。生于海拔800~2000 m沟边、阴坡的大韭菜极为特别,药食两用。据史书记载,早在唐宋时期,金佛山的韭菜便因其独特的药用价值和鲜美口感而名扬四海。古人认为,韭菜有壮阳、补肾、行气活血的功效,是养生的佳品,李时珍也曾盛赞韭菜为"菜中最有益者"。韭菜具有温肾助阳、行气活血、散瘀解毒的功效,杜仲鸡蛋补中益气、防寒保暖、增强记忆。韭菜与鸡蛋相遇,青白交织、金黄诱人的一盘佳肴便就此浑然天成。品尝一口青白金钟罩,韭菜的鲜香与鸡蛋的醇厚交织在一起,仿佛春天的气息在舌尖上流淌。

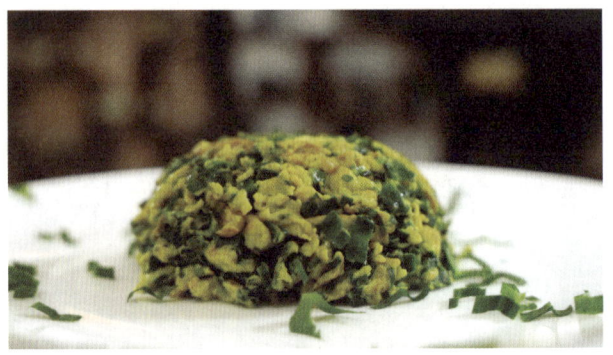

青白金钟罩(金佛山大韭菜炒鸡蛋)

药膳食材

宽叶韭菜、鸡蛋。

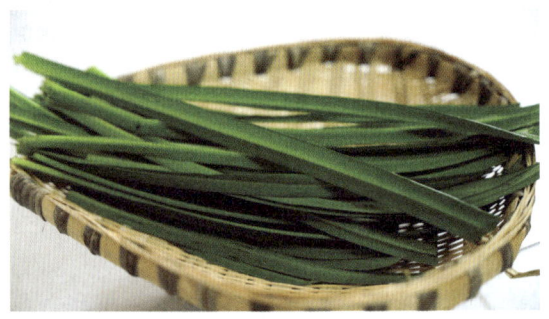

韭菜

制作工艺

(1) 碗中打入 2 个鸡蛋,加少许盐,打散。

(2) 宽叶韭菜洗净,沥干水分,切成 1.5 cm 的小段。

(3) 韭菜加入蛋液中搅拌均匀。

(4) 热锅中加入适量食用油,油温七成热时倒入韭菜蛋液,待稍微凝固后翻面,用铲子划成小块翻炒,炒至完全凝固后,加盐起锅装盘即可。

15　青白金钟罩

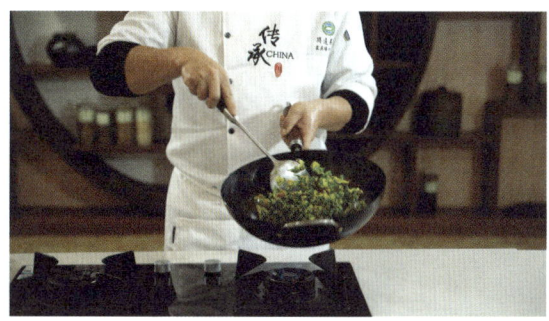

翻炒

温肾助阳,行气活血,散瘀解毒。

小贴士

阴虚内热及疮疡、目疾患者均忌食。

16 黄精元蹄

药膳概述

猪蹄,又称元蹄,这一看似寻常的食材,承载着人们世代相传的智慧与情感。猪是农耕文明的重要象征,它既是劳动的见证,也是餐桌上的担当。而猪蹄,因其烹制方便,且富含胶原蛋白,营养丰富,备受人们的喜爱。在重庆南川,人们将元蹄与黄精完美结合,创制出了独具特色的药膳——黄精元蹄(黄精烧猪脚)。此药膳详细制作可扫描二维码阅读、观看。

**黄精烧猪脚
药膳发布**

南川黄精,被誉为"长生不老药",作为南川的特产,生长在云雾缭绕、土壤肥沃的高山之上,为黄精的生长提供了得天独厚的条件使黄精根茎粗壮,肉质饱满。

南川的土猪远近闻名。这里的土猪采用传统的养殖方式,以红薯、玉米、杂粮或山上药草为食,肉质细嫩,脂白味美。中医认为,猪肉属中性偏阴食材,与炙黄精配伍,滋阴润燥、养颜美肤。

出锅后的黄精元蹄,色泽红亮,香气四溢。轻咬一口,鲜嫩的肉质、浓淡相宜的料香,黄精的甘甜与蛋白香气在口中交汇,药香与肉香在舌尖争宠,这样一道美味药膳,不得不让我们感叹古人的智慧,对天地敬畏与对生活追求在顺其自然的大道中浑然天成。

16 黄精元蹄

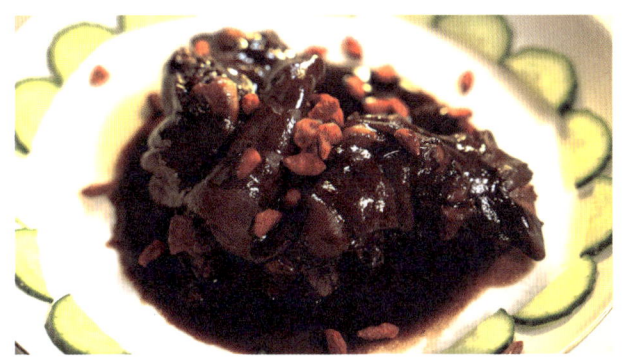

黄精元蹄（黄精烧猪脚）

药膳食材

猪蹄 600 g,（炙）黄精 20 g,党参 10 g,黄芪 10 g,陈皮大枣 50 g,(阳春)砂仁 3~4 粒、冰糖、猪油、八角、桂皮、香叶、姜、葱、料酒、盐、老抽、胡椒粉、味精适量。

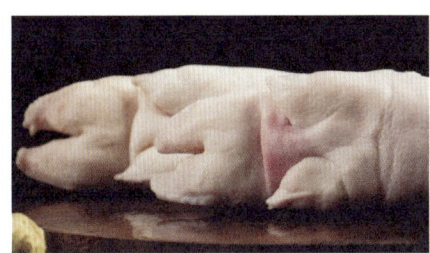

猪蹄

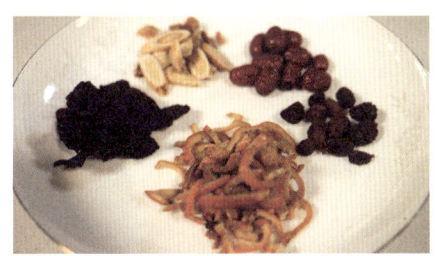

配料

制作工艺

(1) 党参、大枣去核洗净,切片或切段。

(2) 生姜洗净拍碎,葱洗净切段。

(3) 猪肘刮洗干净,冷水入锅汆水,捞出放入高压锅备用。

(4) 猪油、冰糖下锅小火翻炒溶化待到糖色冒泡后,下炙黄精、党参、大枣、砂仁、八角、桂皮、香叶和葱、姜,在锅里微炒一下,加沸水 2000 mL,胡椒粉、料酒、老抽和盐适量,煮沸后倒入高压锅,上汽后转小火压 20 min。

(5)出锅后汤汁勾上芡淋在上面即可。

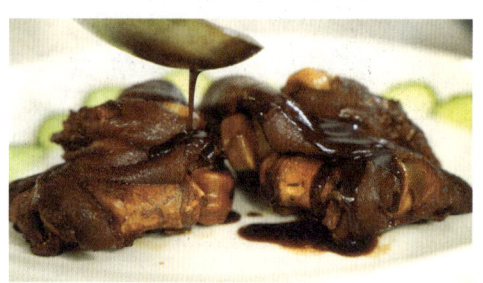

淋芡

药膳功效

滋阴润燥、养颜美肤,适用于脾胃虚弱、食欲减退,肺虚咳嗽,病后体弱等人群。健康人食用可滋润皮肤,驻颜不老。

17 曲香酱鸭

药膳概述

重庆南川金佛山是世界自然遗产地,历史文化资源丰富、底蕴深厚。曲香酱鸭(红曲丁香酱鸭)便是南川经典药膳之一。此药膳详细制作可扫描二维码阅读、观看。

红曲丁香酱鸭药膳发布

酱鸭原料为南川农家散养的鸭子。这些鸭子肉质鲜美,营养丰富。南川人将姜片、丁香、桂皮、黄芪、肉豆蔻等中草药与鸭子相结合,平衡了鸭肉的阴凉属性、去腥且增加了鸭子的风味,更赋予了它益气补虚、滋阴和胃等养生功效。

出锅后的曲香酱鸭,色泽红亮,香气四溢。鸭肉鲜嫩多汁,药材与酱料相互融合,观者垂涎欲滴,品者满口生香。

曲香酱鸭是美食,是药膳,也是南川人民智慧与好客的传承,更是对南川历史文化的敬仰与尊崇。

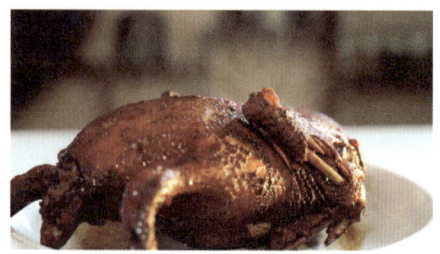

曲香酱鸭(红曲丁香酱鸭)

药膳食材

嫩鸭1只(2~3斤,麻鸭更合适),红曲米粉10 g,丁香0.5 g,黄芪、肉豆蔻、白芷、八角、山柰、肉桂各5 g,青花椒、红花椒各20 g,姜2块,葱3~5根,蚝油150 g,甜面酱200 g,生抽1勺,老抽1勺,冰糖200 g,食用油、盐适量。

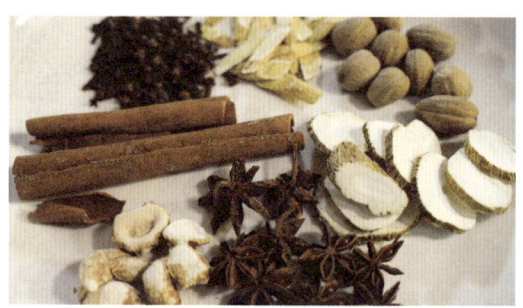

配料

制作工艺

(1)整只鸭子去尾脂腺,洗净,用姜片、花椒、葱、盐腌制2 h以上待用。

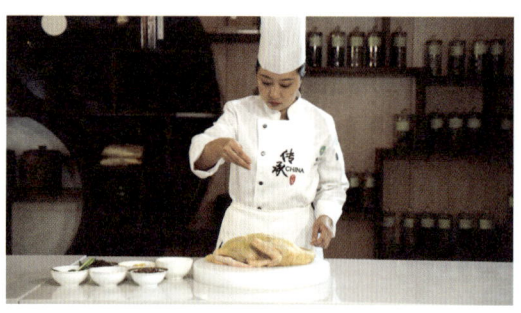

腌制鸭子

(2) 将丁香、黄芪、肉豆蔻、白芷、八角、山奈、肉桂洗去浮尘,清水浸泡 10 min 后过滤待用,浸泡的清水保留。

(3) 准备一个大碗,加入蚝油、生抽、老抽和适量盐,搅拌均匀待用。

(4) 红曲粉兑适量清水搅拌均匀待用。

(5) 锅中加入约 400 mL 冷水,烧沸,再备一锅 600 mL 的冷水。将鸭子放入沸水烫皮 5 s 提起,用备好的冷水激 5 s,再将鸭子放入沸水烫皮 5 s,冷热水交替重复 3 次。

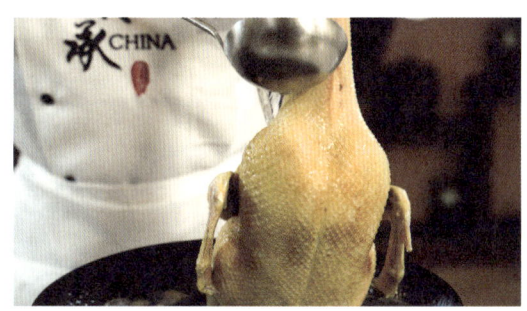

烫皮

(6) 少量猪油、200 g 冰糖下锅小火翻炒熔化待到冒泡后,锅中加入少量热水,快速成为糖稀便于挂汁,锅中加入丁香、黄芪、肉豆蔻、白芷、八角、山奈、肉桂一同炒香炒熟。

(7) 接着将红曲米粉水、浸泡的药材水、酱汁、姜片一起炒 2 min 形成汤料。

(8) 将烫皮后的鸭子放在汤锅里,底部垫上一竹垫防止粘锅,将炒好的汤料、葱段、花椒一起放入汤锅中,加入足够清水,水量以没过鸭子表面为宜。

(9) 大火煮开后转小火煮 30 min,筷子插进鸭脖能轻轻插动,口感最好,转大火用汤汁淋在鸭子表面,当 10 s 内汤汁不会从鸭子表面脱落,即可出锅。

(10) 放凉后切块摆盘。

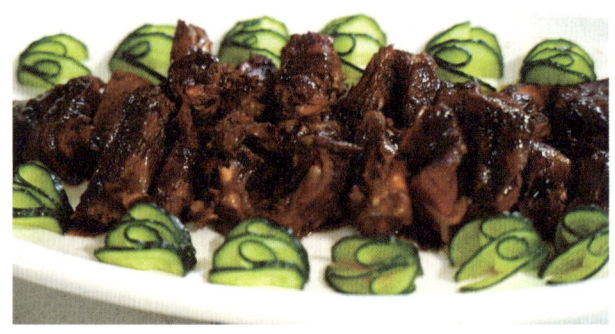

摆盘

药膳功效

益气补虚,滋阴和胃,健补脾胃,散寒止痛,活血消食。适用于脾胃虚弱的胃腹冷痛、反胃、呕吐及脾虚水肿等症。

小贴士

禁止丁香油与花生油相搭配。丁香畏郁金。热病及阴虚内热者忌服。丁香一般食用量不宜过多。

18 南川米豆粽

药膳概述

端午佳节,龙舟竞渡,粽香四溢。中国自古便有"五月五,吃粽子"的传统。在重庆南川,一款名为"米豆粽"的五行方药膳,传递着深厚的文化情怀,也成就了"传承精华、守正创新"的典范。此药膳详细制作可扫描二维码阅读、观看。

米豆粽
药膳发布

五行方米豆粽,作为南川端午节的特色美食,不仅承载着节日的喜悦,更蕴含着深厚的药膳价值。米豆粽的研制和发展,凝聚了重庆中医药学院和重庆市药物种植研究所专家的智慧。它精选了绿豆、红小豆、黄豆、白扁豆、黑豆五种豆子,每一种都择取其独特的功效:绿豆清热解毒,红小豆利尿消肿,黄豆健脾宽中,白扁豆和胃化湿,黑豆补肾益精。五豆与糯米相结合,粽叶清香解腻加持,既改善了粽子的口感,又丰富了药膳及文化内涵。

端午佳节,家家户户都准备制作五行方米豆粽。当轻轻剥开煮熟粽子的粽叶,露出晶莹剔透、五豆争艳的五行方米豆粽,糯米与豆子交织在一起,是色、香、味、形、效皆具的艺术呈现。入口品尝,软糯、清爽与淡淡的药香交织,让人回味无穷、恋恋不舍。

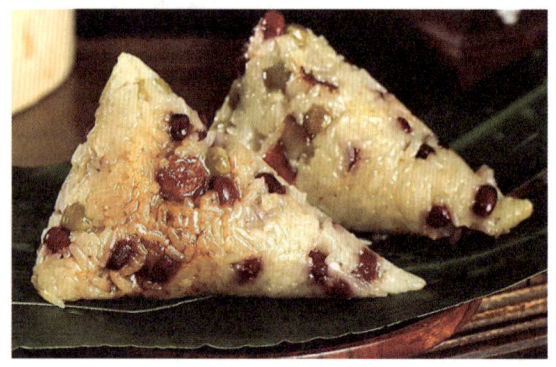

南川米豆粽

药膳食材

绿豆,红小豆,黄豆,白扁豆,黑豆,糯米,粽叶。

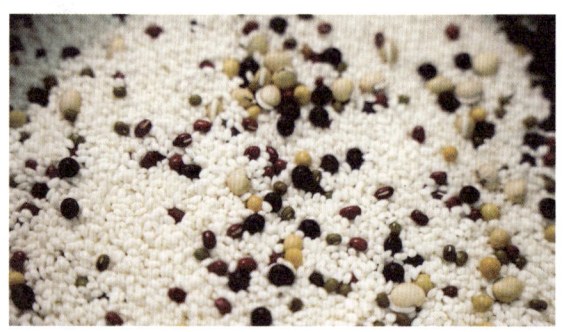

豆子与糯米

制作工艺

(1)将五种豆子浸泡在水中,让豆子充分吸收水分。

(2)将豆子与糯米混合,搅拌均匀。

18　南川米豆粽

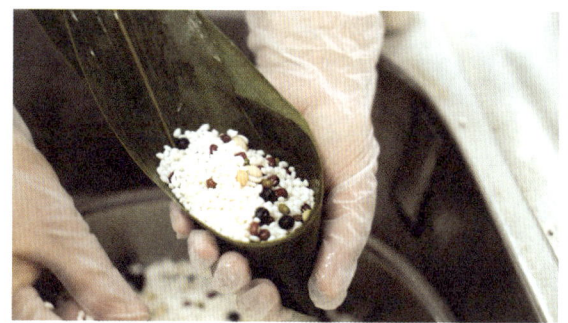

包米豆粽

（3）将粽叶卷成漏斗状，填入糯米和豆子，再用手指轻轻压紧。
（4）将粽叶的两端对折、包裹，用细绳捆扎，一个米豆粽便完成了。

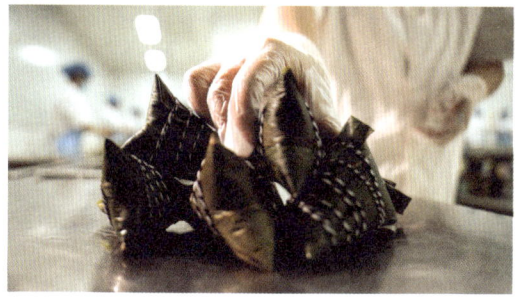

捆扎米豆粽

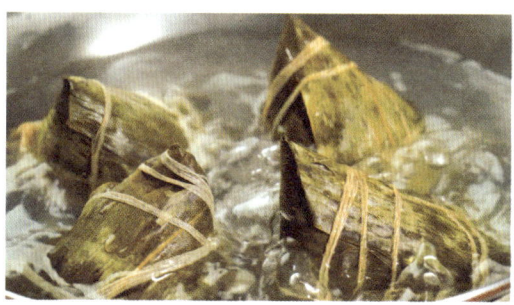

煮米豆粽

药膳功效

清热解毒,利尿消肿,健脾宽中,和胃化湿,补肾益精。

19 天蜜甜成

药膳概述

南川天麻,是金佛山的恩宠,更是自然的馈赠。南川天麻生长在海拔千米以上的高山林下,吸取天地精华,历经风霜雪雨,终于长成了形状饱满、功效显著的兰科"优等生"。南川天麻,常被用于治疗头痛眩晕、肢体麻木等症,历史上一直依赖野生资源,20世纪70年代被南川科研人员在全国首先野生变家种,为天麻的大范围应用和推广提供了可能。

鲜天麻蘸蜂蜜
药膳发布

采自南川原野的蜂蜜,细腻的口感,加之多种营养成分加持,滋养身心,提升机体免疫力。

当天麻与蜂蜜相遇,便诞生了南川独有的药膳——天蜜甜成(鲜天麻蘸蜂蜜)。此药膳详细制作可扫描二维码阅读、观看。制作过程看似简单,却蕴含着南川人民的匠心独运。

每一片天麻都蕴含着大自然的馈赠,每一滴蜂蜜都凝聚着蜜蜂的辛勤。当它们在舌尖上相遇,那种蜜甜与药香的交融,能够真正感受到自然的味道。

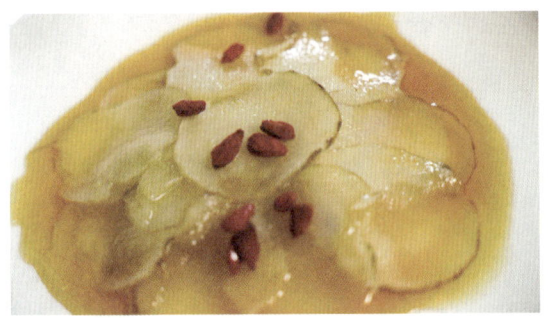

天蜜甜成(鲜天麻蘸蜂蜜)

药膳食材

鲜天麻(去皮)80 g,蜂蜜20 g。

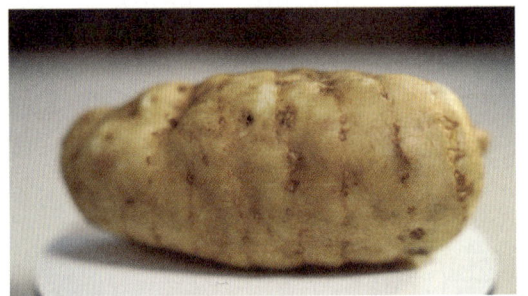

鲜天麻

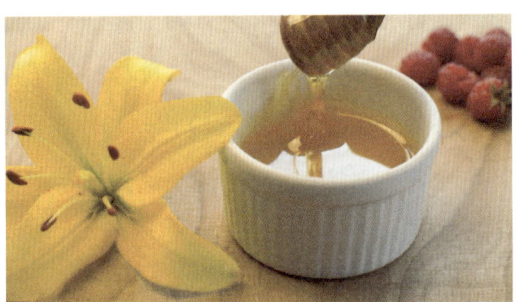

蜂蜜

制作工艺

（1）将天麻用清水洗干净，去皮，将去皮的天麻和蜂蜜加入碗中，放入蒸箱中蒸 20 min 左右。

（2）待冷却后，切成 1 cm 的薄片放入盘中，淋上蜂蜜即可食用。

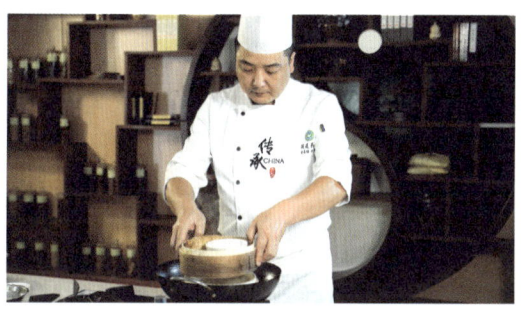

蒸制

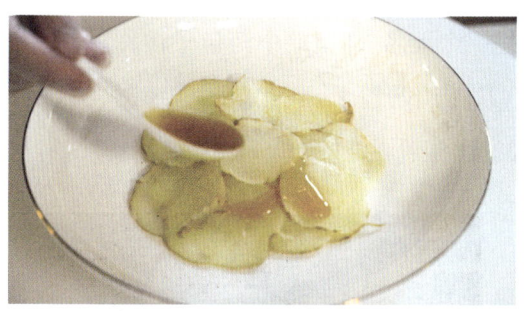

切片装备

药膳功效

有助于治疗头痛眩晕、肢体麻木等症状，增强人体免疫力。天麻有平肝、息风和止痉作用，蜂蜜有改善血液循环的成分和保肝作用。天麻、蜂蜜合用有助于脑血管疾病的辅助治疗与康复。

20 大有二白包

药膳概述

易经中"大有"一词,象征着丰盈与富饶,它不仅是对物质生活的满足,更是对精神世界的追求。在中华大地,饮食文化便是这一理念的生动诠释,人们通过食物调理身体,达到内外的和谐统一。南川金佛山上大有是一个地名,那里的中药包子被称作"大有二白包"(茯苓山药包子)。此药膳详细制作可扫描二维码阅读、观看。

茯苓山药包子
药膳发布

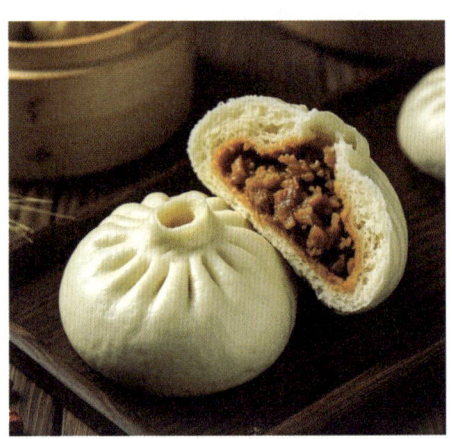

大有二白包(茯苓山药包子)

茯苓,味甘淡,能健脾渗湿;山药,滋补养肾,益气养阴。这两味药材与"大有"之道有着异曲同工之妙,它们共同构成了"大有二白包"的灵魂。

在南川,制作"大有二白包"的过程,既是对食材的尊重,也是对生活的热爱。蒸熟的"大有二白包",皮薄馅足,香气四溢。一口咬下,茯苓与山药便在口中化开,与猪肉的鲜美相互映衬,令人回味无穷。

药膳食材

茯苓粉、山药粉各 100 g,面粉 1000 g,白糖 300 g,食用碱、猪油、果料各适量。

所需用品:蒸笼。

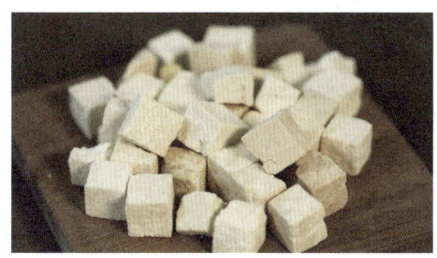
茯苓

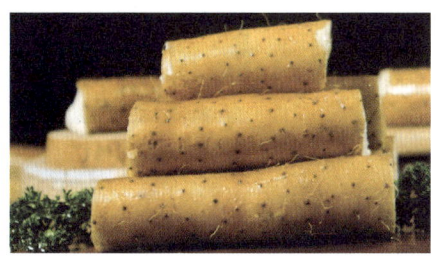
山药

制作工艺

(1)制皮。将山药粉、茯苓粉、面粉和酵母混合,揉成光滑的面团,静待其发酵。

(2)制馅。锅中加入少量的油与猪肉糜、甜面酱起小火炒至八分熟,再撒上翠绿的葱花,馅料便制作完成。

(3)面粉发酵,加入适量食用碱,测酸碱度合适,搓成 3~4 cm 粗长条,按量揪成50块做成圆面皮,把馅料放入面皮中,做成包子,蒸熟食用。

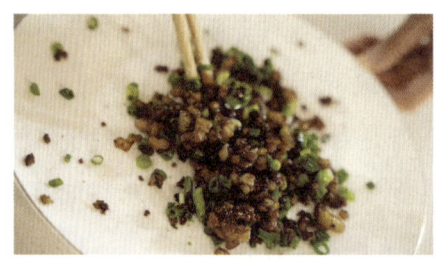
制馅

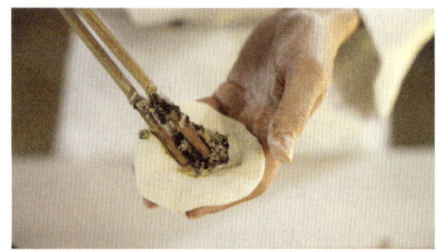
包制

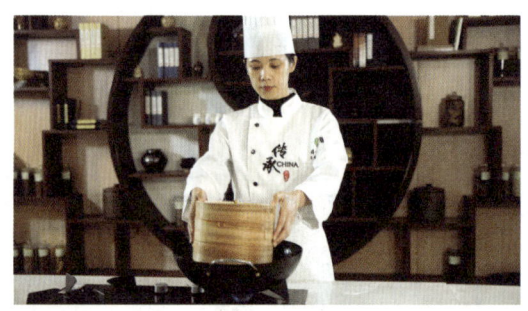
蒸制

药膳功效

　　健脾渗湿,滋补养肾,益气养阴,有益脾胃、补气、固精的作用。适用于脾胃虚弱之食欲缺乏、遗尿、尿频等人群食用。健康人常食之,能增强体质,防病延年。

21 小河米粉

药膳概述

在重庆南川这片充满烟火气的土地上,美食宛如繁星闪烁,其中,"小河米粉"恰似一颗独具魅力的明珠,承载着南川人的味觉记忆与养生智慧。此药膳详细制作可扫描二维码阅读、观看。

小河米粉
药膳发布

当晨曦初露,大地渐渐苏醒,南川的街道上、小巷里,飘起了那诱人的香气,而这香气的源头,便是那历经多道工序、精心制作而成的小河米粉。制作小河米粉,食材与制作流程近乎苛刻。首先要精选南川本地的高山优质富硒稻米,这些稻米在南川温润的气候与肥沃土壤的滋养下,颗粒饱满、质地优良。

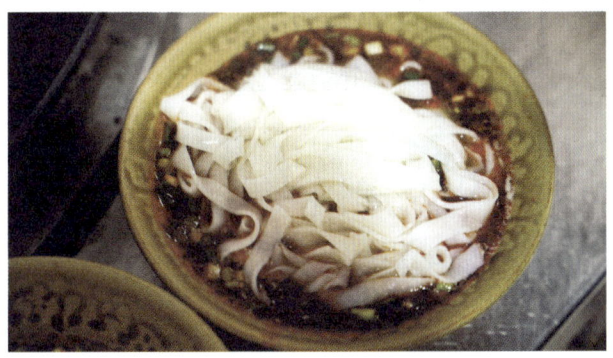

小河米粉

072 应地药膳食疗方

🔶 药膳食材

稻米。

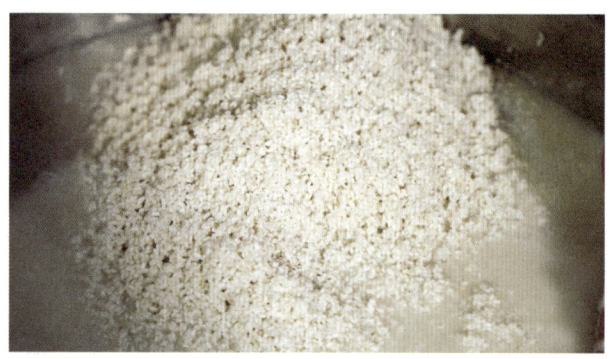

稻米

🔶 制作工艺

（1）淘米、研磨、制浆。选好米后，需将其仔细淘洗，去除杂质与灰尘，浸泡后用石磨研磨，并加入金佛山高山泉水，石磨悠悠转动，缓缓溢出细腻如乳、洁白如玉的米浆，传统工艺最大限度保留了稻米的风味与营养。

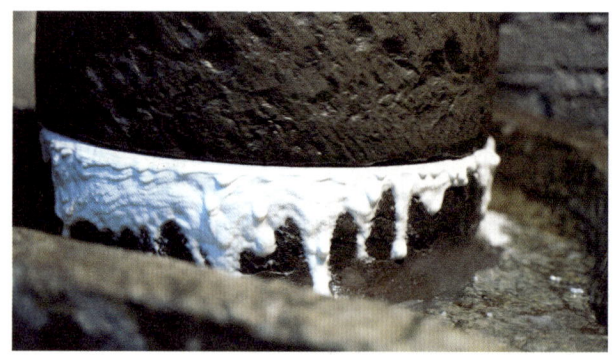

制浆

（2）蒸煮、晾晒。磨好的米浆被均匀地摊铺在特制的竹匾之上，经高温蒸煮后，放置于通风且阳光充足处晾晒。晾晒过程颇为讲究，需时刻留意天气与米浆的干湿度,既要让微风带走多余水分,又不能让阳光过度暴晒,直至米浆凝结成柔韧适度、韧性十足的粉皮。

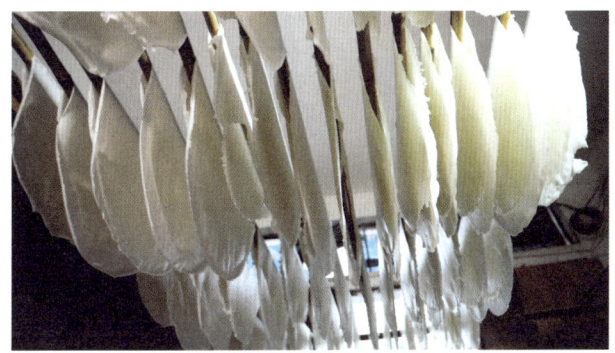

晾晒

(3)揭皮、切条、醒粉。粉皮晾干后,将其小心揭下,切成宽窄均匀的细条,这便是雏形初现的小河米粉。此时的米粉,还需经过一道"醒粉"工序,让米粉在适宜的温度与湿度下静置,进一步提升口感,使其更加筋道,这也是小河人民历经世代更迭,凝聚而成的时间智慧。

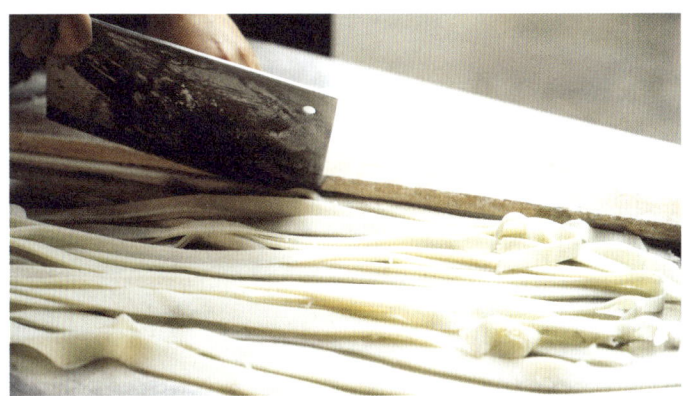

切条

药膳功效

生活在南川,特别是大山里的人们,平日里忙碌奔波,而这小河米粉,不仅仅是果腹之物,更是一道暗藏玄机的药膳。米粉提供足够的能量,配料也颇有作为。草药香料芳香醒脾,麻椒油辣子补气升阳,这对在潮湿环境中久居、体质寒湿特别是关节不利的人来说,简直就是一场及时雨。忙碌了一天的人们,寻一家街边小店,点上一碗热气腾腾的小河米粉,看那米粉洁白如玉,在浓郁的汤汁中肆意舒展,葱花、花生脆点缀,还可以根据个人喜好配以羊肉、牛肉酱、肥肠或素汤头等,嗦一口粉口齿生津,悠然是一种忘我之美。

岁月悠悠,小河米粉的香气始终萦绕在南川的街巷,温暖着南川人的心,也期待着有缘人在南川相逢。

22 大有油茶

药膳概述

在重庆南川的山水褶皱间,存在着无数令人称奇的美味食物,"大有油茶"便是其中一绝,它宛如一位深藏不露的乡土大厨,擅用道地食材成就独特风味而滋养着大山上的人们。此药膳详细制作可扫描二维码阅读、观看。

大有油茶
药膳发布

当第一缕晨光轻轻拨开山间的薄雾,大有镇便渐渐有了烟火气息。制作"大有油茶",是一场与自然紧密相拥的劳作。制作"大有油茶",得应时应地,选择清明前后茶园里色泽油亮的本地高山茶叶,野茶尤佳,这样沾染着南川山水与天地之气的"大有油茶"灵魂基底也便大有了。

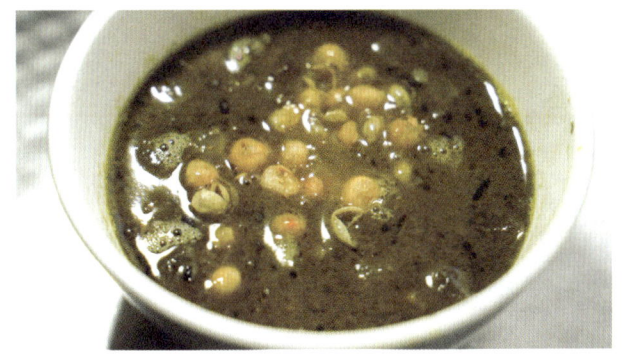

大有油茶

076 应地药膳食疗方

药膳食材

高山茶叶、腊肉、花生碎等。

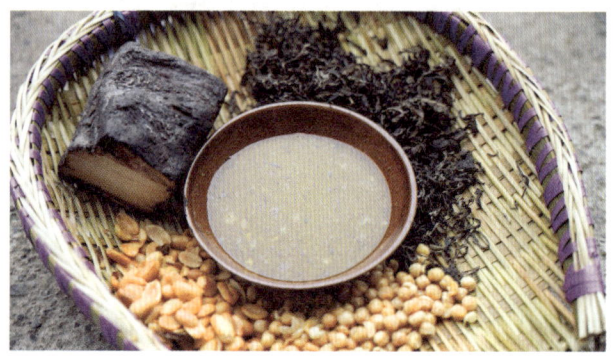

原料

制作工艺

（1）制茶羹。取农家菜籽油入锅，受热后随即放入茶叶，茶叶在热油中欢快翻滚，凭经验舞动木勺，精准控火，炒至茶梗黄中泛白、茶香四溢却无焦煳味时，加入适量山泉水，猛火让茶汤翻滚片刻，再转文火慢熬，待水分渐少、茶叶软烂，用木瓢在铁锅中将茶叶研磨成羹，盛出备用，茶羹即成。

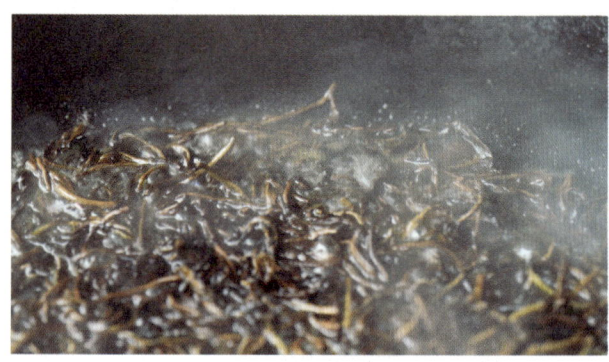

制茶羹

这里特别的是有用猪油取代植物油的,也有为之专门采茶籽榨油而"打油茶"的,味道同样大有乾坤。

(2)煎茶羹。可依用餐人数,往锅里加适量腊猪油或肥瘦均匀的腊肉丁,热油与肉香瞬间交织。此时,迅速加入山泉水,大火烧沸,出锅时加适量盐调味,一碗上品"大有油茶"就此诞生。撒一把金黄酥脆花生碎,倒入备好的茶羹,刹那间,茶香、肉香、花生香汹涌澎湃。色泽诱人,清香扑鼻,不稠不腻,回味悠长。

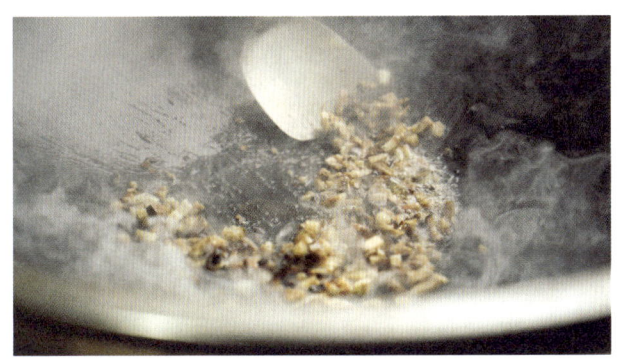

炒腊肉丁

药膳功效

"大有油茶"当地有另外一个称呼——干劲汤。这与它能为人体提供充分能量食之"经饿"有关,其原料中的老腊肉,精选自白多红少的乡村土猪,其本性平偏阴,但卤腌炕烧后又赋予其足够阳性,增加了食之耐性。另外,略略过火的花生碎、焦炒芝麻或精炼过的油渣儿,配合茶叶本身的食性,美拉德之香荡漾舌尖、焦苦味入肾强身壮体,"大有油茶"与干劲汤自然也就不分彼此地指向了这南川人民又一智慧的结晶了。

品尝"大有油茶",刚开始可能会觉得有一点苦涩味,不一定习惯,但再次、稍微多几次尝试后,您会觉得淡淡的苦涩与清新交织碰撞,如同春日山林中初绽的新绿,带着一丝倔强的生机,又似乎停不下旺盛代谢的步伐,满满的干劲赶往茂盛的时节。您细品,花生芝麻的焦香与茶香、腊香齐奏活泼俏皮的乐章,韵律丰富胜似南川的四季山水,有春的灵动、有夏的热烈、有秋的醇厚,更有冬的踏实与希望。

　　油茶入口,一股力量充盈周身。来一碗,精神抖擞,开启活力满满的一天。

23 茯苓山药肚

药膳概述

南川饮食生动诠释了"通过食物进行调理,从而达到内外统一,阴阳调和"这一理念。顺应自然,调和身心,培元补气是中医提倡的养生之法,自然界的四时阴阳、消长变化与人体五脏功能活动是相互联系、相互通应的,按照季节时令调养身体、颐养身心,往往有事半功倍的效果。南川夏季的一道养生美食,即药膳茯苓山药肚,此药膳详细制作可扫描二维码阅读、观看。

茯苓山药肚
药膳发布

《黄帝内经·素问》记载:"夫四时阴阳者,万物之根本也。所以圣人春夏养阳,秋冬养阴。"夏主心,心属火,夏季容易心火旺盛,情绪烦躁、睡眠不好,而伤心神;夏时阳盛,此时外界阳气渐长、阴气渐弱,人体阳气易向外升发,出现外热内虚的表现。因此,夏季养生的关键在于护阳养心,促进全身脏腑功能的充盛,为"秋收冬藏"打下良好基础。

夏令进补,一道茯苓山药肚,美味又解暑,清补养心,健脾养胃,让您元气满满。

茯苓,味甘淡,性平,具有利水渗湿、宁心安神等功效,自古被视为"中药八珍"之一;山药,含有淀粉酶、多酚氧化酶等物质,生者性凉,熟则化凉为温,补脾养胃,生津益肺;猪肚自古以来就是一味补益脾胃的药膳主食,具有补中益气、消食化积的功效。三者携手,发挥1+1+1>3的作用,有补肾益胃、健脾渗湿、缓降血糖之效。

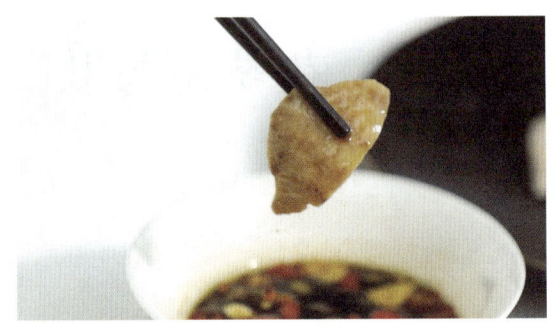

茯苓山药肚

药膳食材

猪肚1只,茯苓200 g,淮山药200 g,黄酒2匙,盐半匙。

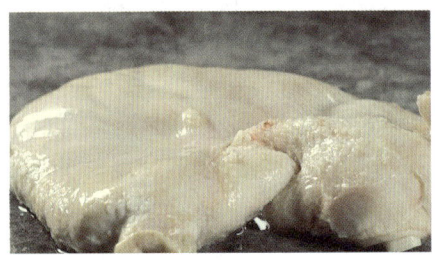

猪肚

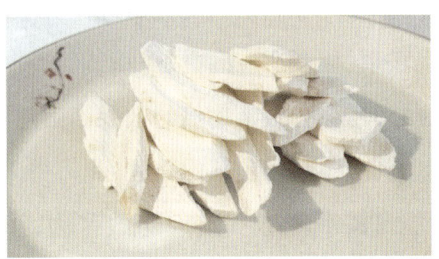

山药

制作工艺

(1)猪肚整理干净,将泡发的茯苓和淮山药洗净,装入猪肚内,淋上黄酒,撒细盐半匙,扎紧猪肚口,锅内加水慢炖4 h,至猪肚酥烂后离火。

(2)熟猪肚剖开,倒出茯苓、山药,冷却后烘干,研末装瓶,每次6~10 g,日服3次,温开水送服;猪肚可切片蘸酱油食用。

23 茯苓山药肚   081

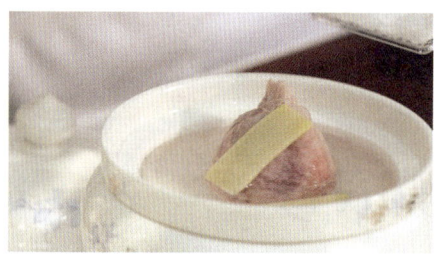
炖制

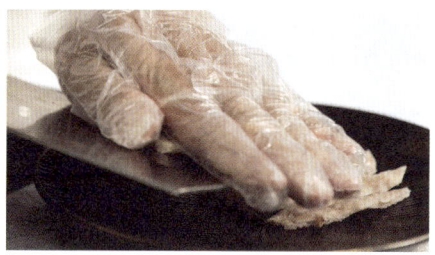
切片

药膳功效

有补肾益胃、健脾渗湿、缓降血糖的作用,对糖尿病患者尤为适宜。常食能使尿量、血糖渐趋正常。糖尿病治愈后,仍可用此方调理。

适宜人群:夏季有护阳养心需求的人群。

24　三泉八珍糕

药膳概述

在中国的传统文化中，数字"八"常被赋予吉祥、圆满的寓意。在重庆南川区的三泉镇，这个数字则与一道传统的药膳糕点紧密相连，那便是深受人们喜爱的"三泉八珍糕"。此药膳详细制作可扫描二维码阅读、观看。

三泉八珍糕
药膳发布

南川三泉镇，位于金佛山的北麓，这里山清水秀、人杰地灵，不仅有着得天独厚的自然环境，更承载着深厚的文化底蕴。八珍糕，便是这传统与智慧的结晶。它在传统古方基础上化裁而成，主要由茯苓、芡实、莲子、扁豆、白术、党参、山药、薏苡仁共八味药材配伍，可补益脾胃、润肺轻身、祛湿强肾。将药材研磨成细末，与糯米粉、大米粉、白糖混合，揉制成团，再分成小剂子，用模具按压成形，上笼隔水蒸煮即可。

蒸熟后的八珍糕，色泽洁白如玉，口感软糯香甜。咬一口下去，药材的香气与糯米的甜润交织在一起，让人仿佛置身于金佛山下的清新空气中。

24 三泉八珍糕

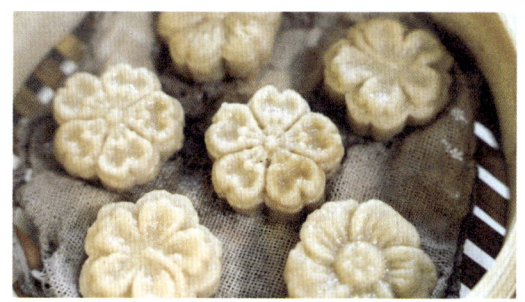

三泉八珍糕

🔶 药膳食材

茯苓、山药、薏苡仁各 20 g,芡实、莲子、扁豆、白术、党参各 10 g,糯米粉和大米粉各 100 g,枸杞及白糖各适量。

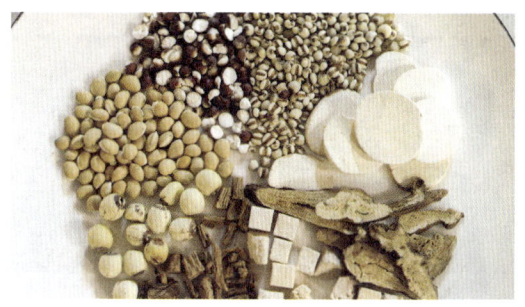

原料

🔶 制作工艺

(1)将茯苓、芡实、莲子、扁豆、白术、党参、山药、薏苡仁共研成细末,过筛。

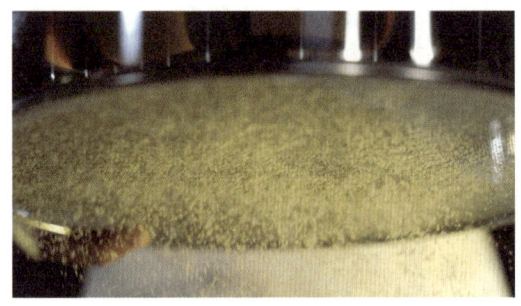

研粉

（2）打磨好的食材与糯米粉、大米粉、白糖混合，用清水揉成团，揉制不散开即可，揉好后静置20 min，分成45个左右大小一致的剂子，用磨具按压，加枸杞点缀，上笼隔水蒸煮至熟即可食用。

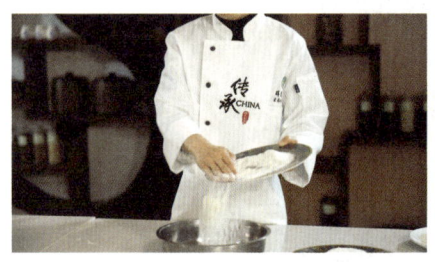

加糯米粉

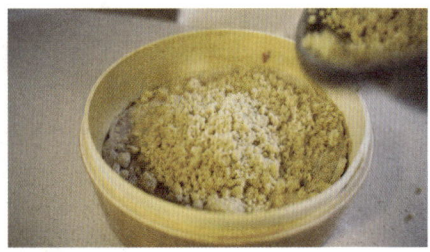

混合

药膳功效

有健脾养胃、益气和中的作用。适用于年老体衰、脾胃虚弱、食少腹胀、面黄肌瘦、大便溏稀等人群食用。

25 铁皮石斛老鸭盅

药膳概述

燕子衔春去,熏风带夏来。立夏,天地始交,万物并秀。夏为一年中阳气最盛的季节,心为阳脏,主阳气,夏季养生宜养心。中华养生文化讲究天人合一,因时制宜,正所谓不时不食,顺时而食。春夏之交,最宜温补,不妨来一份汤鲜味美、润燥降火的铁皮石斛老鸭盅。此药膳详细制作可扫描二维码阅读、观看。

铁皮石斛老鸭盅药膳发布

铁皮石斛老鸭盅是一种食疗汤,汤水清而不淡,润而不燥,具有补血养气、滋阴清热、增强免疫力等功效,特别适宜夏季及湿热人群进补食用。

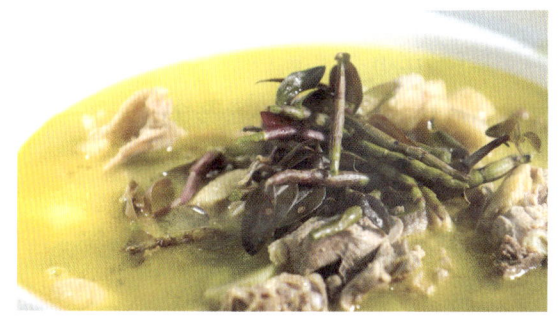

铁皮石斛老鸭盅

铁皮石斛,味甘,性微寒,具有益胃生津、滋阴清热的功效。它主要附生于一些高大乔木阴湿的树干或石灰岩上,常年饱受云、雾、雨、露滋润,位列中华九大仙草之首。传统中医认为,老鸭性凉,可解暑去燥,有滋阴补肾、益气健脾的功效,适宜"凉补"。两大夏季进补佳品"强强联手",可健脾利水、益气养阴,助您安稳度夏。轻轻掀盖,清香四溢,汤色清亮,不油不腻,鸭肉软而不烂,铁皮石斛的甘甜和火腿的咸香相得益彰,这一口鲜香,能一扫夏日烦躁。

药膳食材

铁皮石斛 5 g,鸭腿 2 个,火腿数片,老姜 1 块,料酒 1 小杯,盐 1/2 茶匙,水 2000 mL。

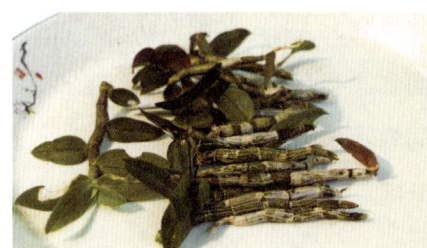

铁皮石斛

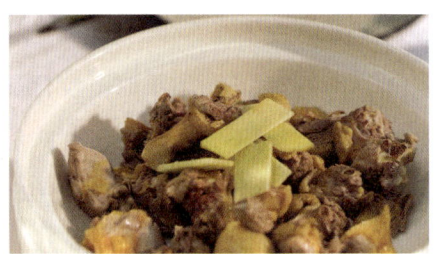

鸭腿块

制作工艺

(1)将铁皮石斛洗净,用清水浸泡 10 min。

(2)鸭腿过沸水后,切块,焯过水的老鸭块加入盐、生姜块、火腿片、料酒、水,炖 20 min。

(3)炖好的鸭汤与泡好的铁皮石斛一同装入炖盅里,放进蒸箱蒸 1 h 后,调味即可。

药膳功效

健脾利水,益气养阴,补血养气,滋阴清热,增强免疫力。

适宜人群:夏季湿热人群。

26 乾坤鱼头

药膳概述

乾坤,古老深邃,蕴含大道至简、阴阳平衡与万物和谐理念,这种理念同样体现在药膳饮食之中。药膳"乾坤鱼头",惊艳了味觉,展现了匠心,同时也融合了中医智慧与地域风情。此药膳详细制作可扫描二维码阅读、观看。

乾坤鱼头
药膳发布

这道"乾坤鱼头"与重庆南川这片神奇的土地有着千丝万缕的联系。灵动游弋的鱼,象征着生命的活力与柔韧;山中仙草天麻,带有天地灵气,其性平和,恰如乾之刚健;软嫩豆腐,细腻温润,有如坤之柔顺。鱼头与天麻、豆腐相互辉映,展现出乾坤表里之间的完美交融,谱写着健康与美味的和谐乐章。

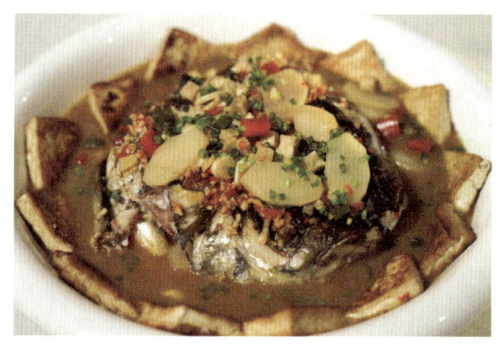

乾坤鱼头

26 乾坤鱼头

胃为水谷之海、六腑大源,如今人们工作忙碌、饮食无规律,还易吹风受凉、吃生食,使胃变得脆弱,出现冷痛、鼓腹胀气,脾胃虚寒还会引发头晕头痛、脑袋昏沉、注意力下降等问题。这道"乾坤鱼头"以其独特的食材组合和药膳功效,有平肝潜阳、滋养脾胃、调和阴阳的功效,让身心重回宁静与平衡。

"乾坤鱼头"端上桌,奇异自现。鲜艳红剁椒,清新绿葱花,纯净白豆腐,与鲜嫩鱼头相互辉映,构成一幅色彩斑斓的艺术佳作。

药膳食材

鲤鱼头 1 个(约 500 g),豆腐 200 g,鲜天麻(去皮)80 g,茯苓 20 g,藏红花 10 g,生抽、姜、葱、蒜、豆豉、盐、鸡精、鸡油、鸡汤、白糖、胡椒粉、红椒适量。

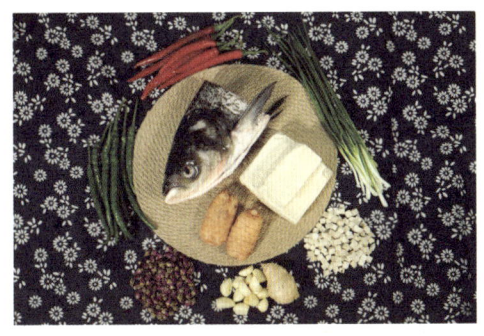

原料

制作工艺

(1)将茯苓用第 2 次淘米水浸泡数小时,接着将天麻去皮放入淘米水浸泡 4 h,捞起切长薄片备用。

(2)姜切片、末,葱切段、末,蒜切末,红椒剁碎,豆腐切长条块,放入锅中。

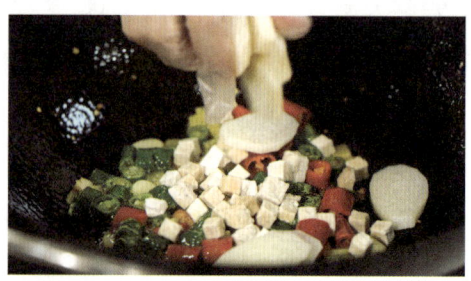

辅料加入锅中

（3）藏红花用鸡汤浸泡备用。

（4）将鱼头洗净,打上花刀后放入葱姜水浸泡 10 min,捞出备用。

（5）碗里加入剁椒、葱末、姜末、蒜末、豆豉,浇上加入鸡油的调和热油,再加入少量鸡精、白糖、胡椒粉,搅拌均匀备用。

（6）锅里加入少量蒜片、姜片、青红椒段,炒出香味,铺上豆腐、天麻片、茯苓,摆上鱼头,再均匀地铺上拌好的剁椒,沿锅边淋上一勺生抽、300 mL 鸡汤,盖上锅盖小火焖煮 15 min,撒上葱花即可出锅。

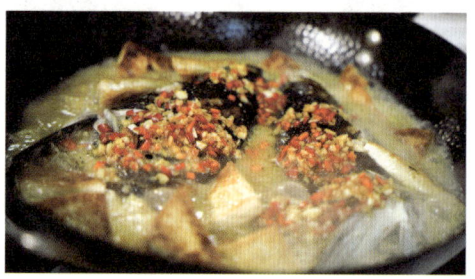

小火焖煮

药膳功效

平肝潜阳,滋养脾胃,调和身心,活血、祛风、健脾和中,补益肝肾。适用于肝肾阴虚、肝阳上亢所致头痛以及目眩肢麻、神经衰弱等症的辅助治疗。

适宜人群:脾胃虚弱人群。

27 日月饼

药膳概述

中秋节,是深植于中华民族血脉中的传统节日,不仅承载着丰富的历史文化内涵,还融合了多种多样的民间习俗。自古以来,中国人便对天空中的日月星辰抱有深深的敬畏之情。月亮成了先民们崇拜的对象。据《礼记》记载:"天子春朝日,秋夕月。"这里的"夕月"便是秋季祭月的仪式,中秋

日月饼
药膳发布

节的雏形,便源自这古老的秋分祭月习俗。古代人们以中秋月最圆,选此日祭月,祈愿来年风调雨顺、五谷丰登。中秋如同一场盛大的味觉盛宴,而由重庆中医药学院、重庆市药物种植研究所专家共同研制的元五行方药膳——日月饼,无疑是这场中秋盛宴的主角。此药膳详细制作可扫描二维码阅读、观看。

日月饼出炉的那一刻,所有的等待与期盼都化为满满的幸福与满足。它如同一条无形的纽带,将人们紧紧相连,成了南川人民中秋佳节不可或缺的传统与记忆。

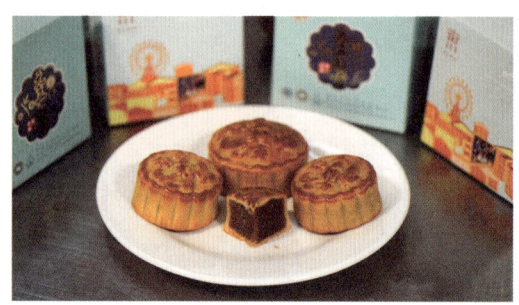

日月饼

药膳食材

黄精,肉桂,昆布,莲子,山楂,面粉,糖。

制作工艺

(1)制皮:面粉与糖经面点师傅手掌的轻轻按压,缓缓旋转推揉,最终揉合成光滑细腻、柔韧有度而富有弹性的外皮。

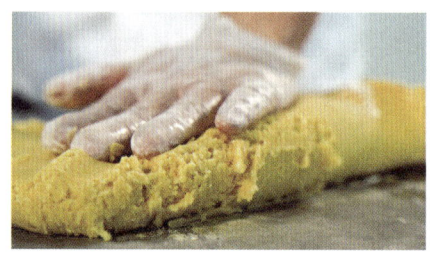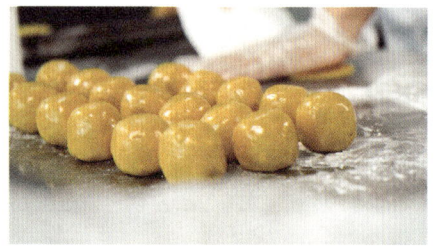

制皮

(2)制馅:九蒸九晒的黄精,甜润甘醇;自然晾晒的肉桂,肉厚味浓;清爽解腻的昆布,鲜嫩可口;磨皮通芯的莲子,圆润饱满;果香浓郁的山楂,酸甜适中,每一种馅料都是对味蕾的极致诱惑。

(3)包馅:是手艺与情感的交融。将满满的祝福与思念,小心翼翼地包裹进每一个面团之中,仿佛在为远方的亲人编织着归家的梦。

（4）成型：模具轻轻一压，日月饼的轮廓便跃然成型，那精致的图案，是时间的印记，也是文化的传承。

（5）烘烤：高温烘烤之下，日月饼逐渐绽放出诱人的色泽，香气四溢，弥漫在空气中，勾起了人们心中对家的无限向往。

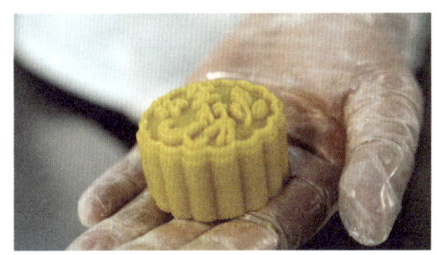 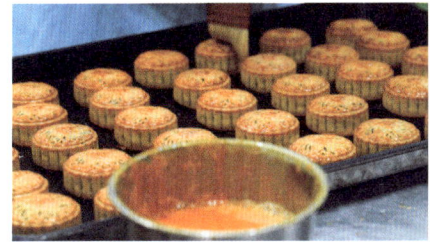

成型　　　　　　　　　　　　　　烘烤

药膳功效

清爽解腻，补气养阴，健脾，润肺，益肾。

28 千年金山红

药膳概述

茶文化在中国有着悠久古老的历史。茶已不仅仅是一种饮品,更是一种文化符号和生活方式。茶文化已然融入现代社会的方方面面,喝茶品茶,就不得不提到千年金山红古树茶。

千年金山红
药膳发布

南川金佛山作为世界自然遗产、国家森林公园,同时也是动植物基因库,这里环境优美,气候温润,云雾缭绕,众多的古生植物在此生息繁衍,蕴藏着丰富的动植物资源,有着"天然植物陈列馆"之称。

得天独厚的生态环境与非遗的传承工艺造就了千年金山红优越的茶叶品质,成茶后汤色明亮橙红,味醇厚回甘、余香悠长,进而享誉国内外市场。

金佛山古茶树其根部发达,深入地下十几米甚至几十米,相比其他植物能更好地吸收矿物质和微量元素,使得古树茶口感润和,经久耐泡。

千年金山红是采用非物质文化遗产代表性工序传统技艺精制而成,此药膳详细制作可扫描二维码阅读、观看。

南川茶有着深厚的历史积淀,南川原属涪陵郡,古称宾化县,是我国有文字记载最早人工种茶并利用茶的地方,距今已有3000年历史。

西周初期,巴地濮、賨、仡、僚等就已开始以茶纳贡。至秦汉,茶从羹饮

28 千年金山红

渐变为纯饮料。据考证,《华阳国志》成书之际,该地已发明蒸汽杀青、人工焙烤等制茶技艺。

重庆市古树茶研究院名誉院长刘勤晋教授指出:"中国是世界茶树的原产地,西南地区更是茶树故乡与种质基因库。茶树种质传播,起始于云南,经四川,顺着金沙江、长江流域,抵达三峡库区、巴山峡川,在南川、涪陵留存诸多'大理种'遗种。当地茶农青睐有加,将其培育成乔木型的南川大树茶。部分单株香气别具一格,天然散发着花果香。"

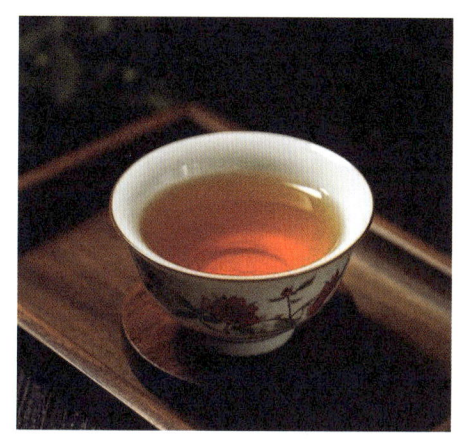

千年金山红

今时,转世金山红,仿若艳而未醇,幽吐暗香。古树茶生于独特环境,承古法制作的深厚底蕴,佐以现代高端智能工艺,终铸千年金山红的非凡品质。

药膳食材

古树茶叶。

制作工艺

经过采摘、摊凉、日光萎凋、手工揉捻、转红(发酵)、烘焙、拣剔、炭焙提香等古法工序。

药膳功效

消脂减肥,延缓衰老,保护脾胃,缓解失眠。

29　猪排品仙果

药膳概述

　　在悠悠岁月的长河中,人类对神秘且美好的事物,似乎总是怀揣着无尽的向往之情,而"品仙果",便是那隐匿于传说深处,被视作能赐予福祉、护佑康健的奇妙珍宝。于市井烟火之中,"品仙果"褪去了缥缈的神话光环,化作寻常百姓触手可及的果物——无花果。它以其独特的营养价值和甘甜滋

**无花果烧排骨
药膳发布**

味,成了人们餐桌上的"蜜果"新宠。它不仅是水果中的佳品,更是膳食中的营养大王。源自重庆南川山王坪的一道药膳——"猪排品仙果"(无花果烧排骨),此药膳详细制作可扫描二维码阅读、观看。

　　这道药膳以无花果和排骨为主材,二者恰似默契无间的搭档,无花果的清甜与排骨的醇厚鲜香相互交织、彼此渗透,在唇齿间奏响一曲和谐的美味乐章。再佐以各类滋补香辛料,仿若灵动音符,共同谱写出补中益气、健脾开胃、润肠通便的健康赞歌,宛如一股蓬勃暖流,驱散疲惫虚弱,为身体注入盎然生机,助力排毒养颜,让人重拾对生活的热忱与活力。

29 猪排品仙果

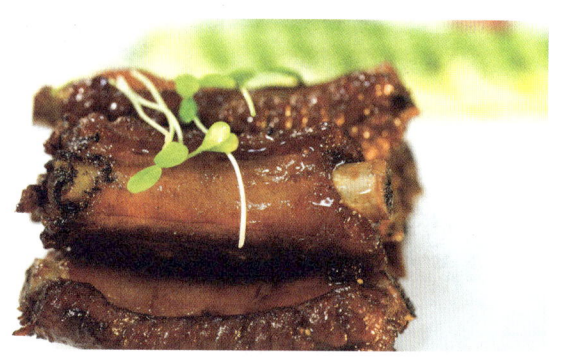

猪排品仙果（无花果烧排骨）

夹一筷鲜嫩多汁、肉质紧实弹牙的排骨,再配上入口即化、清甜沁心的无花果,让二者与馥郁浓稠的汤汁在舌尖上激情碰撞,一场层次丰富、动人心弦的味蕾奇幻之旅就此开启。每一口食材,皆是对生活的深情礼赞;每一丝滋味,都是对心灵的温柔抚慰。此刻,人们品尝到的,不仅是盘中珍馐,更是对美好生活的炽热憧憬,对璀璨未来的执着追寻。

药膳食材

猪小排 300 g,(干)无花果 30 g,洋葱半个,红酒 100 mL,胡椒粉、香茅、迷迭香、白豆蔻、盐、味精适量。

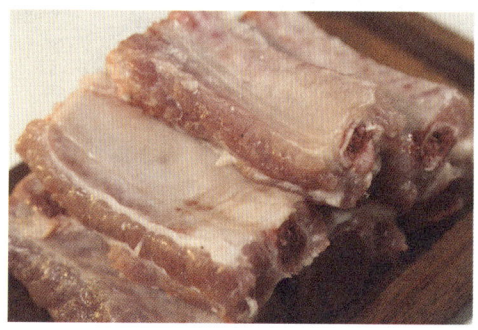

猪小排

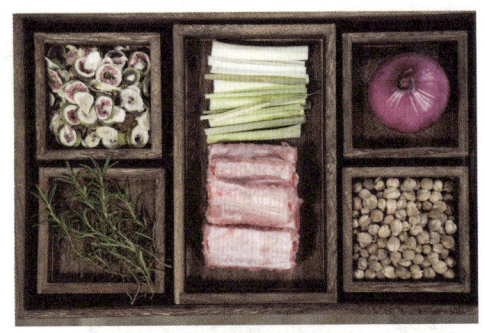

食材

制作工艺

(1) 排骨处理。将排骨洗净,切成大小均匀的小段。放入锅中,加入足量清水,大火煮开,煮出血沫后,用漏勺捞出排骨,用热水冲洗干净,以去除血水和浮沫,这一步能有效减少腥味。

(2) 食材准备。生姜去皮切片,大葱切段;无花果洗净,可对半切开,方便出味;红枣去核洗净。

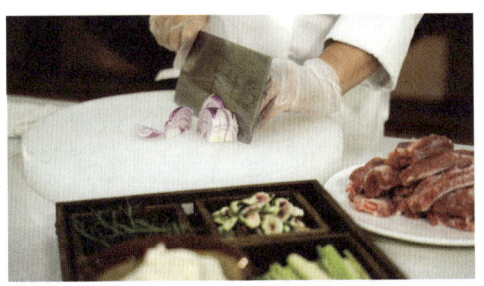

食材准备

(3) 炒制排骨。锅中倒入少许食用油,油热后放入姜片、葱段、香茅、白豆蔻、盐,煸炒出香味,加入排骨翻炒至表面微微金黄,待用,这一步能使排骨在后续炖煮中更香。

(4) 炖煮。将炒好(或直接焯水后的)排骨放入砂锅中,加入无花果,再倒入100 mL红酒大火煮沸,加入洋葱、胡椒粉、迷迭香,盖上锅盖转小火慢炖 1~1.5 h,开大火收汁即可装盘。

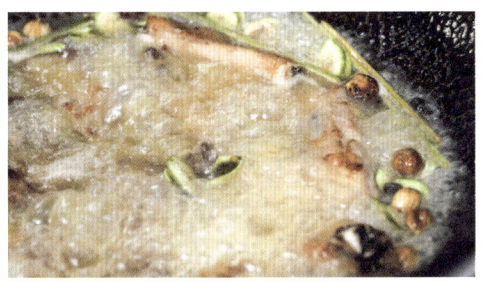

炖煮

药膳功效

补中益气,健脾开胃,润肠通畅,排毒养颜,健胃清肠,消炎解毒,适用于痔疮、脱肛、大便秘结、疝气等的辅助治疗。

适宜人群:脾胃虚弱,身体燥热,患有便秘、痔疮等人群。

30 黄精植物饮料

药膳概述

随着民众生活水平的持续攀升,健康愈发成为人们关注的焦点,对兼具养生保健功能的药膳需求也日益增长。一方面,大家期望借助日常饮食实现疾病预防与身体调理;另一方面,快节奏的现代生活促使人们渴望拥有便捷、即食的食品。元五行方药膳黄精植物饮料便是这类药膳食品的代表之一,更是川渝两地(都江堰与南川)牵手的一款药膳。此药膳详细制作可扫描二维码阅读、观看。

黄精植物饮料药膳发布

元五行方,源自五行学说,是我国先民的一种哲学思想,它以日常生活的金、木、水、火、土元素,作为构成宇宙万物及各种自然现象变化的基础。元五行方黄精植物饮料的配方,就是根据五行属性原理,在相生相克中寻求满足人体需求的合理搭配,不同性味的食材组合,达到平衡阴阳、调和气血的效果。

黄精作为一味珍稀中草药,素有"仙人余粮"的美誉,历代贡品,在古籍《别录》中更是荣膺"百草之首"的崇高地位。"元五行方"甄选源自南川的重庆道地药材黄精作为核心主料,佐以黄芪、大枣、枸杞,更有桑葚、龙眼肉等上乘食材相辅相成,共同发力,力求实现补中益气、健脾和胃、生津止渴等

30 黄精植物饮料

多重养生益处。

在研发过程中,"元五行方"将科学与文化精妙融合,把馥郁醇厚与清新淡雅相得益彰的草本精华,同天然调味剂精准调配,赋予草本植物饮料层次丰富的口感,打造出独一无二的辨识度与典型风格。随后,历经现代先进工艺的严格杀菌、精心装瓶以及严谨质检流程,全方位确保这款药膳饮品安全可靠、品质无忧。承载着厚重文化传承使命、蒙受大自然慷慨恩赐、凝聚前沿科技智慧的"元五行方"黄精植物饮料,不仅为人们送上大自然的滋养呵护,满足味蕾的愉悦享受,更为灿烂辉煌的中医药文化传承与创新开辟出崭新路径,注入鲜活生命力。

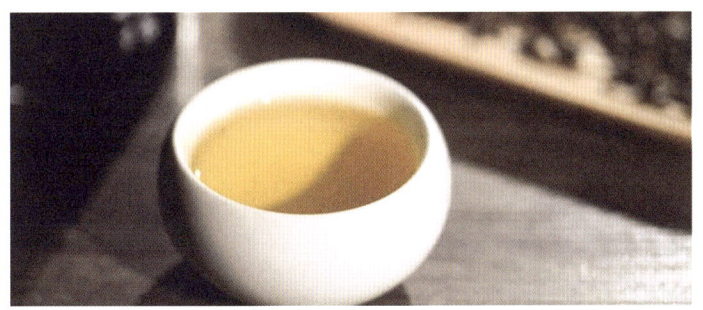

黄精植物饮料

药膳食材

黄精,黄芪,大枣,枸杞,桑葚,龙眼肉。

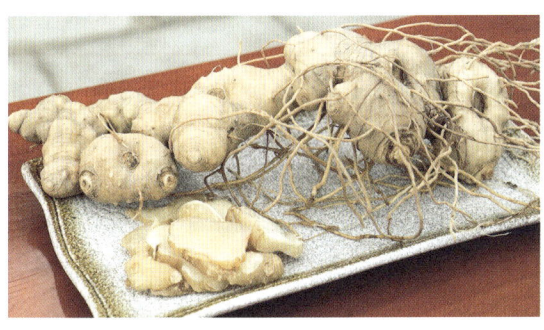

黄精

制作工艺

(1)将水、药材一起放入特制容器中进行调制。

(2)通过现代工艺的杀菌、装瓶、质检、包装等工序制作。

药膳功效

补中益气,健脾和胃,生津止渴。

31 系列膏方制品

药膳概述

《内经·素问》记载:"人以天地之气生,四时之法成。"春生,夏长,秋收,冬藏,勤劳智慧的中国人,历来讲究天人相应、顺时养生,而中医养生标本兼治的观念,也成了如今大家喜闻乐见的一种方式,所谓"冬令进补,来年打虎",而冬季养生最常用到的就是我们的传统膏方。此药膳详细制作可扫描二维码阅读、观看。

系列膏方
药膳发布

膏方,其制法历史悠久,起于汉唐,成熟完善于宋元,发展鼎盛于明清,其制法技艺距今已有上千年的历史,近现代以来,膏方在传承古法技艺的同时,也不断结合现代科技和临床实践进行创新发展。它不仅用于养生保健,还在治疗各种慢性疾病和疑难杂症方面发挥着独特的作用。山东聊城就是我国最具代表性的膏方技艺传承地区。

山东聊城,是有着红色基因的革命老区,同时,这里的医药文化历史也具有深厚的底蕴、独特的价值和重要的影响力。这里的地下水富含多种矿物质,为膏方的制作提供了优质的水源,也为熬制出高品质的膏方提供了保障。聊城东阿的膏方在原料和制作工艺上具有独特的优势,以阿胶为主要原料的膏方更是具有良好的滋补功效。

应地药膳食疗方

重庆南川,是国内著名药用植物资源基因库、渝产道地药材主产区之一,药用植物品种约占重庆市的 77%、占全国的 38%。境内金佛山以其生物多样性著称,探明中药材资源 4967 种,素有"世界生物基因库""中华药库"之称。

"渝鲁协作"是国家为推动区域协调发展、实现共同富裕,实施东西部帮扶协作的重大决策。不仅促进了重庆经济社会发展,也实现了资源优势互补,推动了区域协调发展,为实现共同富裕奠定了坚实基础。同时,也加深了重庆与山东两地人民的友谊,为东西部协作提供了成功范例。"元五行方"系列膏方的出品,也是其中的一项重要成果。

"元五行方"系列膏方的组方源自五行学说,其制作过程,乃一场耐心与专注的修行之旅。熬膏第一步在于识好药,药师们细致甄选道地药材,每一味皆经严苛拣择,务必确保品质卓绝。这些药材,或源起深山幽谷,或采撷自广袤田野,皆携自然之灵气,汇聚于此。历经浸泡、煎煮、浓缩、收膏等诸多工序,每一步皆需精准把控、细致操作。火候之掌控、时间之拿捏,无不考验药师之技艺与经验。在此过程中,药材之精华缓缓释放,最终凝聚为醇厚膏滋。

伴随时代之演进,现代科技之融入,使膏方的制作更为精准高效,同时亦留存传统工艺之精髓。愈来愈多的人开始领略膏方之价值,是中医里最为合适的调补方式之一,浓缩精华,调补温和,服用方便,有效滋补,已经成为各年龄段人士追求健康之优选。

药膳食材

甘草,干姜,黄精,麦芽糖,蜂蜜,枸杞,阿胶。

31 系列膏方制品 105

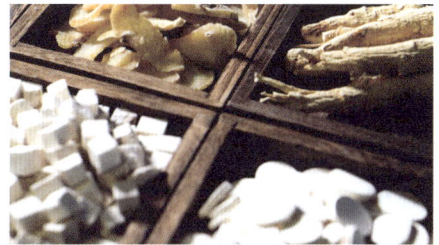

药膳食材

制作工艺

(1) 拣择药材。

(2) 历经浸泡、煎煮、浓缩、收膏等制膏工序。

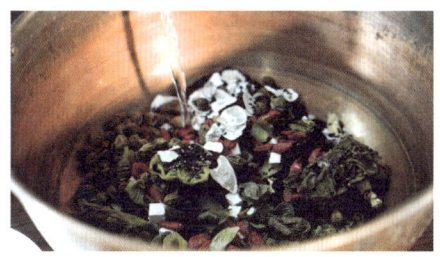
浸泡

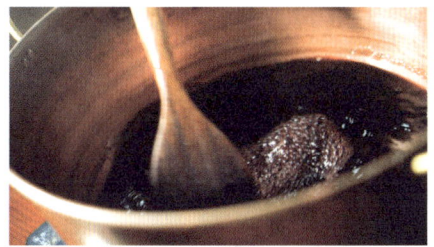
浓缩

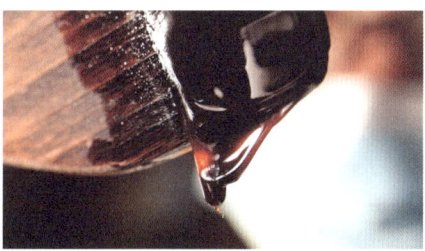
收膏

药膳功效

调和温补,滋体补身。

32 金佛三和汤（天麻方竹笋鸡）

药膳概述

"石鼎烹云处，松风带药香。"八百年前陆游笔下的烟火，仍在南川的老灶台上摇曳。当第一缕天光爬上药柜的铜锁，砂锅里的山泉已开始背诵《食疗本草》的章句——这里的人们，向来懂得将草木写成诗，把光阴熬作药。松针覆盖的阴坡，生长成熟的天麻块茎蜷如坐佛，切面菊纹似流动的星斗。采挖时忌铁器触土，竹片轻刮，青苔裹藏，皆是祖辈口传的经验。李时珍称其"定风草"，南川老人却视作"山魂所化"——夜不能寐时煨一盅，林涛声便从喉头漫上枕畔。此药膳详细制作可扫描二维码阅读、观看。

金佛三和汤
药膳发布

药膳食材

南川鸡、方竹笋、天麻。

32 金佛三和汤(天麻方竹笋鸡)

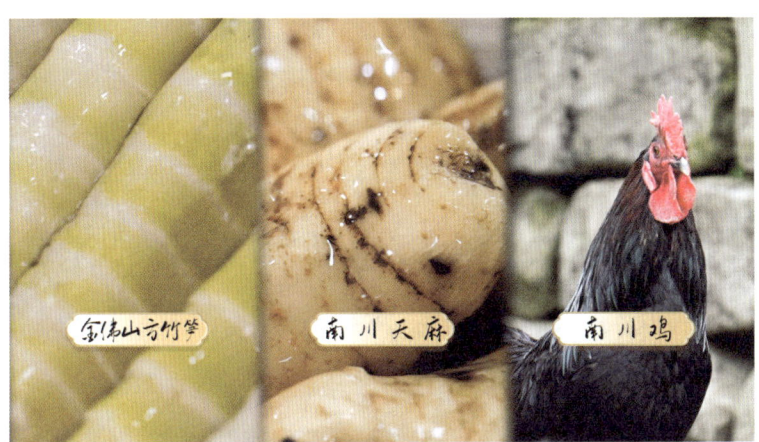

食材

制作工艺

(1)清洗、宰杀、切块。把清晨新挖出的天麻和竹笋清洗后切块待用。山林散养的南川鸡宰杀前须断食净肠,血肉凝练如陈年乌木。

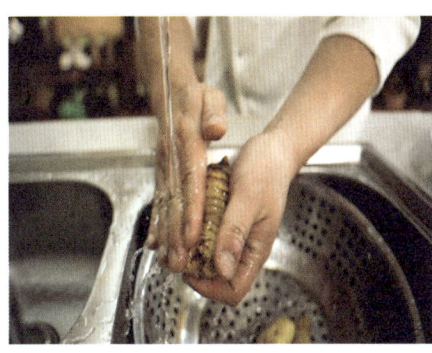

清洗天麻

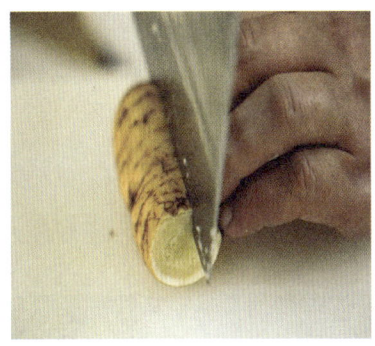

切块

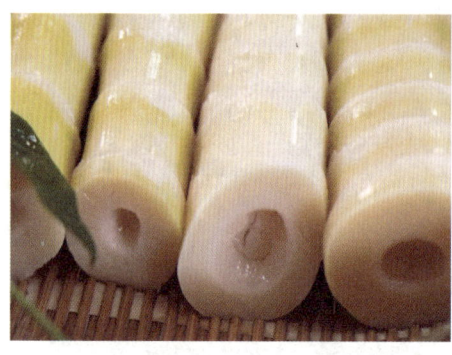

竹笋洗净

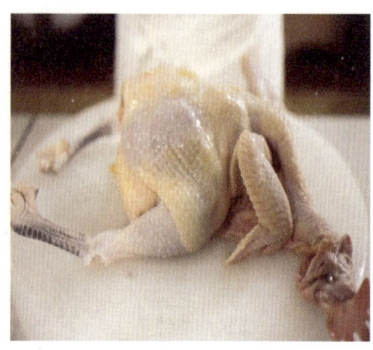

南川鸡宰杀

（2）焯水。滚水初焯时，浮沫用竹编笊篱细筛去。

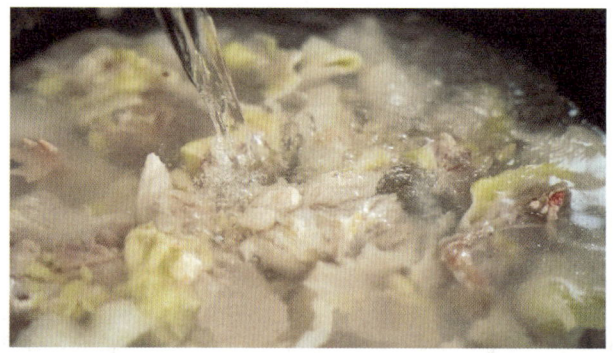

鸡块焯水

（3）炒鸡油和鸡块。鸡油入锅绽放爆响，金黄的油脂在铁锅里漾开涟漪，富含氨基酸的肉质，为汤底注入醇厚鲜香。

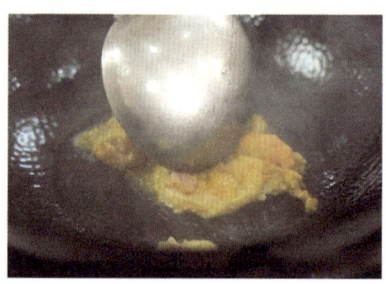

炒鸡油

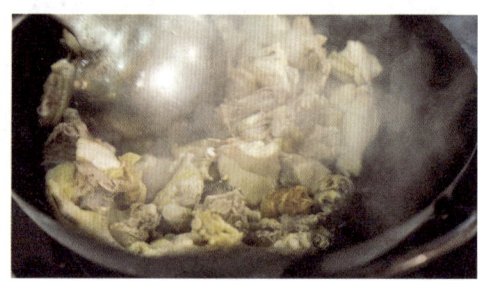

炒鸡块

32 金佛三和汤(天麻方竹笋鸡)

(3)熬煮。在猛火催发下,方竹笋的纤维如琴弦般舒展,与鸡肉脂香在漩涡中缔结盟约,熬出超越鲜味的"地脉之醇"。待汤色转为落日熔金,天麻块乘着文火下汤——蕴含着古老的君臣佐使之道:早一刻入锅则药性浮躁,迟一分又失中和之机。之后文火煨煮时,天麻素如墨色晕染,将平肝熄风的力道织进每一丝肌理。

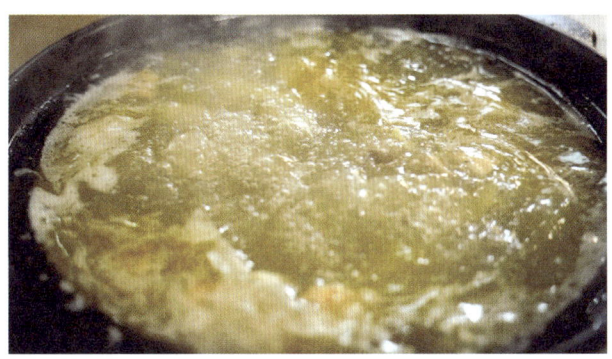

大米熬煮

(4)揭盖时分,山岚倾入粗陶碗,金黄油珠若朝暾。竹笋片游如青衣水袖,天麻块沉似卧佛听禅。

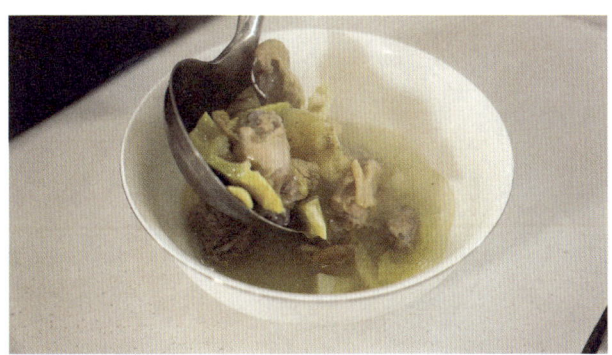

出锅

药膳功效

天麻平肝息风,缓解虚寒头痛;竹笋通肠降浊,中和油腻;老鸡温中益气,与天麻形成"动静相宜"之补。慢炖三小时,汤色澄黄透亮,鲜味层层递进,饮后通体舒泰。

小贴士

金佛山用年轮记载着永恒契约:取地标之三味山珍,佐青柴木七分火候,熬一味山水共生良方。建议先品原汤,再食食材,佐以南川盐菜蘸碟。舌尖鲜香回荡之际,仿若漫步金佛山间,雾霭轻绕,竹影婆娑,一方水土养一方人,一盏汤羹承千年智。此乃山水之合、药膳之妙,更是南川人献给世界的健康密码。